ALINA WALBRUN

#Health Upgrade

101 HACKS, DIE DICH SOFORT GESÜNDER MACHEN

Inhalt

GESUNDHEIT IM 21. JAHRHUNDERT – CHANCEN UND RISIKEN

Hey, erst mal freue ich mich wirklich sehr, dass du mein Buch gekauft hast! Falls du mich noch nicht kennst, dann stelle ich mich kurz vor. Ich bin Alina, und die meisten kennen mich wohl unter meinem Alias »Doc Alina«. Ich studiere Medizin mit einer Vision – die Welt ein kleines Stück besser machen. Denn ich selbst bin durch eine schwere Zeit gegangen, in der mir kein Arzt so recht weiterhelfen konnte. 2018 wurde bei mir eine schwere Angststörung diagnostiziert, ich musste Medikamente einnehmen und war in psychologischer Therapie. Ich bin selten vor die Tür gegangen, habe mich ungesund ernährt, keinen Sport getrieben und hatte kaum mehr Freude am Leben. Dann hat es irgendwann Klick gemacht. Ich wollte mein Leben um 180 Grad drehen und auch anderen auf ihrem Weg dahin helfen. Und so habe ich angefangen, meine Routinen, Tipps und Tricks in den sozialen Medien zu teilen.

Wenn du mir bereits auf Insta oder TikTok folgst, weißt du vielleicht schon, dass das Thema Longevity – und alles, was damit zusammenhängt – mir sehr am Herzen liegt. Denn ich bin der festen Überzeugung, dass jeder von uns so einiges dazu beitragen kann, gesünder, glücklicher und länger zu leben. In diesem Buch möchte ich dir zeigen, wie du langfristig gesund, fit und glücklich bleibst.

Das Problem mit unserer heutigen Medizin ist, dass immer mehr Menschen an sogenannten Volkskrankheiten wie Diabetes, Herz-Kreislauf-Erkrankungen, Übergewicht und so weiter leiden. Doch in der Regel werden nur die Symptome behandelt – für mehr bleibt meist keine Zeit, es mangelt an Erfahrung für einen Ansatz, der auch die individuellen Lebensumstände oder psychische Ursachen miteinbezieht. Dabei gibt es viele neue Behandlungsmöglichkeiten, Therapieansätze, Studienergebnisse und faszinierende Erkenntnisse. Einige davon kannst du ganz leicht in deinen Alltag integrieren – die Auswirkungen sind aber erstaunlich!

Meine Vision und meine Leidenschaft sind es, ganzheitlich und daher auch präventiv zu denken. Durch meine Videos, Hacks und Tipps in den sozialen Medien möchte ich Menschen dazu ermutigen, neue Routinen zu etablieren oder neue Dinge in ihren Alltag zu integrieren, damit sie langfristig gesund bleiben. Vor diesem Hintergrund – und auch basierend auf vielen Fragen, die mir von meiner Community immer wieder gestellt werden – ist dieses Buch entstanden. Ich hoffe sehr, dass ich damit ein wenig dazu beitragen kann, dein Leben zum schönsten, gesündesten und glücklichsten zu machen. Also auf die Seiten, fertig, los!

»Meine Vision ist es,
die Welt
ein kleines Stück
besser zu machen.«

Forever Young – Langlebigkeit

WARUM ALTERN WIR EIGENTLICH?

Hast du dir schon mal Gedanken gemacht, wie alt du werden willst? Seltsame Frage, oder? So genau weiß das natürlich niemand. Bemerkenswert ist dabei: Alt werden will eigentlich jeder, aber niemand will alt sein. Doch wieso werden Menschen in bestimmten Ländern besonders alt, und was ist Altern eigentlich?

Die meisten verbinden mit »alt werden« zum Beispiel äußerliche Dinge wie faltige oder schlaffe Haut und graue Haare. Aber auch zunehmende Vergesslichkeit oder eine nachlassende Beweglichkeit und Fitness. All dies sind Symptome, die durch den Prozess des Alterns entstehen und die viele von uns am liebsten vermeiden würden.

Forever young lautet daher der große Wunsch der meisten Menschen. Und so ist es wenig erstaunlich, dass man schon seit jeher auf der Suche nach dem Wundermittel für ewige Jugend ist. Auch die Wissenschaft setzt alles daran, diese geheimnisvolle Quelle zu finden. DAS Mittel hat sie zwar noch nicht gefunden, aber sie stößt dabei regelmäßig auf neue Erkenntnisse, die tatsächlich revolutionär sind.

Die 9 Hallmarks of Aging

Die bisher wichtigsten Erkenntnisse zum Thema Altern sind auch unter den sogenannten 9 Hallmarks of Aging bekannt. Was das genau bedeutet? Die Hallmarks of Aging verraten, was im Körper während des Alterungsprozesses passiert. Gemeint sind damit Prozesse, die im Laufe unseres Lebens im Körper stattfinden und für das verantwortlich sind, was wir als Altern bezeichnen und auch wahrnehmen.

Klingt ein wenig verwirrend? Ist es tatsächlich, also versuche ich, ein wenig Licht ins Dunkel zu bringen und diese neun Alterungskennzeichen näher zu beleuchten:

Hallmark 1: Funktionsstörung in unseren Zellkraftwerken – mitochondriale Dysfunktion

Die Mitochondrien werden auch als Kraftwerke unserer Zellen bezeichnet. Sie versorgen unseren Körper mit der Energie, die für alle wichtigen Prozesse innerhalb der Zelle benötigt wird. Doch mit dem Alter verlieren diese Kraftwerke an Power und funktionieren nicht mehr richtig. Dann laufen auch die Zellprozesse immer langsamer und schlechter ab.

Hallmark 2: Auch Zellen haben einen Timer – Seneszens

Zellen können sich nicht beliebig oft teilen. Wenn die maximale Anzahl an Teilungen erreicht ist, verliert die Zelle ihre Funktionsfähigkeit und wird als seneszent (von lateinisch *senescere*, »alt werden«) bezeichnet. Stell dir einfach vor, deine Zellen hätten eine bestimmte Menge an »Energie« zur Verfügung, die sie für die Zellteilung nutzen können. Dafür haben sie eine Art internen Timer. Wenn dieser abgelaufen ist, haben sie zwar keine Funktion mehr, trotzdem sterben sie nicht ab. Sie können dann Stoffe absondern, die der normalen Funktion gesunder Zellen schaden, und tragen so zum allmählichen Verfall des Körpers bei. Dann werden die Haare zum Beispiel grau, und die Haut bekommt Falten. Die Menge solcher seneszenter Zellen steigt mit zunehmendem Alter immer stärker an.

Hallmark 3: Achtung Qualitätskontrolle – Proteostase

Unter Proteostase versteht man eine Art Qualitätskontrolle der Proteine in unseren Zellen. Denn diese müssen in einer bestimmten Struktur gefaltet werden (wie die T-Shirts in deinem Lieblingsladen), um ihre Aufgaben zu erfüllen. Eine Art Zellen-Origami sozusagen. Mit zunehmendem Alter wird diese Qualitätskontrolle aber immer schlampiger, sodass es zu einer Ansammlung von geschädigten und nicht funktionsfähigen Proteinen kommt. Dann spricht man von einem Verlust der Proteostase. Die Zellfunktionen werden dadurch beeinträchtigt, und altersbedingte Krankheiten wie Alzheimer oder Parkinson können entstehen.

Hallmark 4: Sogar Zellen plaudern – veränderte interzellulare Kommunikation

Kommunikation spielt nicht nur zwischen uns Menschen eine große Rolle, sondern auch zwischen unseren Zellen. Aber die Zellen haben es im Alter immer schwerer, vernünftig miteinander zu kommunizieren – quasi wie Oma und Opa ohne Hörgerät. Das führt zwischen den Zellen dann zu falschen Reaktionen, durch die beispielsweise Entzündungen entstehen können.

Hallmark 5: Wenn der Reparaturmechanismus versagt – genomische Instabilität

Unser genetisches Material, die DNA, wird ständig durch äußere und innere Faktoren geschädigt, zum Beispiel durch die UV-Strahlung des Sonnenlichts, freie Radikale, Röntgenstrahlung, Umwelteinflüsse und so weiter. Man schätzt, dass unsere DNA täglich bis zu einer Million Mal beschädigt wird. Die meisten dieser Schäden werden sofort repariert, da die Zellen über äußerst wirksame Erkennungs- und Reparaturmechanismen verfügen. Doch ab und an rutschen sie durch und bleiben unrepariert. Diese DNA-Schäden häufen sich im Laufe des Alterns an und können zu Mutationen und bösartigen Neubildungen führen.

Hallmark 6: Kontrollverlust – epigenetische Veränderungen

Das Epigenom ist quasi die Steuerungszentrale unserer Gene. Im Alter gerät es zunehmend aus dem Gleichgewicht. Das kann dazu führen, dass einige Gene abgeschaltet werden, obwohl sie aktiv sein sollten, während andere aktiviert werden, obwohl sie eigentlich inaktiv bleiben sollten. Daraus können ebenfalls Krankheiten, Umbauprozesse und Entzündungsgeschehen resultieren.

Hallmark 7: Wenn sich die Schutzkappen abnutzen – Telomerabrieb

Telomere sind die Schutzkappen an den Enden der Chromosomen des menschlichen Erbguts. Sie lassen sich gut mit den verschlossenen Enden eines Schnürsenkels vergleichen – nur dass sie am Ende eines DNA-Strangs sitzen und so unsere Chromosomen intakt halten. Doch mit jeder Zellteilung werden die Telomere abgenutzt und somit kürzer. Ist eine bestimmte Länge erreicht, gehen die Zellen in eine Ruhephase über und teilen sich nicht mehr. Wie wir schon wissen, können diese Zellen sogar Entzündungen verursachen und Alterungsprozesse beschleunigen.

Hallmark 8: Fastenprogramm für die Zelle – deregulierte Nährstoffmessung

Jedes Mal, wenn unser Körper Nahrung zu sich nimmt, reagiert er darauf. Sie wird von ihm verwertet und in Energie umgewandelt. Leider kann unser Körper nach und nach immer schlechter auf Nährstoffe reagieren, weshalb auch die Energieversorgung beeinträchtigt wird.

Hallmark 9: Auch Stammzellen werden müde – Stammzellenerschöpfung

Um Gewebeschäden zu reparieren, ist unser Körper auf sogenannte Stammzellen angewiesen. Diese haben die Fähigkeit, sich selbst zu teilen und sich dann in verschiedene Zelltypen zu verwandeln. Heißt: Ist etwas im Körper geschädigt, teilen sich im Idealfall unsere Stammzellen und reparieren alles, was nötig ist. Im Laufe des Alterns nimmt diese Fähigkeit allerdings ab, und Geschädigtes kann daher auch nicht mehr wiederhergestellt werden.

Natürlich sind die neun Hallmarks noch viel komplexer, und es werden regelmäßig neue Erkenntnisse veröffentlicht. So hast du aber zumindest einen groben Überblick darüber, was genau beim Altern in deinem Körper passiert. Was die Entschlüsselung des Alterungsprozesses angeht, ist die Wissenschaft zwar in den letzten Jahren und Jahrzehnten schon recht weit gekommen, das magische Elixier ist aber noch nicht gefunden. Dennoch kannst du einiges tun, um den Alterungsprozess so lange wie möglich zu verzögern!

Einen Schritt weiter ist man in den sogenannten Blue Zones. Denn die Menschen, die dort leben, werden besonders alt.

Blue Zones: Das Rezept für ein glückliches, gesundes und langes Leben

Blue Zones – diesen Begriff hast du bestimmt schon einmal gehört. Das klingt irgendwie nach Meer und Ruhe. Aber was sind sie wirklich, und warum sind sie so wichtig für die Langlebigkeit?

Unter Blue Zones versteht man Regionen auf der Welt, in denen die Menschen statistisch gesehen am längsten leben. Gesunde Hundertjährige sind dort die Regel. Die weltweit verteilten Gebiete wurden erstmals von dem amerikanischen Autor Dan Buettner als Blue Zones betitelt. Zu ihnen zählen die Regionen Okinawa (Japan), Sardinien (Italien), Nicoya (Costa Rica), Ikaria (Griechenland) und Loma Linda (USA). Klar, dass viele wissen wollen, welches Geheimnis die Menschen hier haben.

Forscher haben sich in den letzten Jahren ausgiebig mit diesem Thema beschäftigt und fanden so einiges an Gemeinsamkeiten bei den Bewohnern dieser Gegenden. Zum Beispiel essen die Menschen in den Blue Zones viel pflanzliche Kost, bewegen sich regelmäßig, haben starke soziale Bindungen und empfinden das Leben als sinnvoll. Die Mischung aus Ernährung, Bewegung, Umfeld und Mindset entscheidet also maßgeblich, ob wir gesund bleiben oder krank werden. Wir können also aktiv beeinflussen, ob wir ein langes, gesundes Leben führen.

Studien haben auch gezeigt, dass nicht die Gene, sondern vorwiegend unser Lebensstil darüber entscheidet, ob wir gesund bleiben und wie wir altern. Die Blue Zones sind dafür ein ausgezeichnetes Vorbild.

Hier ein paar grundlegende Hacks, die wir uns von den Bewohnern der Blue Zones abschauen können.

DIE BESTEN BLUE-ZONE-HACKS

 # 1 Eat right (die klassische Mittelmeer-Diät oder auch mediterrane Ernährung) Iss mehr Gemüse, Obst, Hülsenfrüchte, Nüsse, Vollkornprodukte, aber auch Olivenöl. Diese Lebensmittel sind reich an Ballaststoffen, Vitaminen, Mineralien und Antioxidantien, die deinen Körper gut vor Krankheiten schützen.

 # 2 Weniger ist mehr Reduziere deinen Konsum an tierischen Produkten, Zucker, Salz und verarbeiteten Lebensmitteln. Sie können Entzündungen, Bluthochdruck, Diabetes und Herz-Kreislauf-Erkrankungen begünstigen.

 # 3 Wasserquelle Trinke viel Wasser und mäßig (besser gar keinen) Alkohol. Wasser hält dich hydratisiert und spült Giftstoffe aus deinem Körper. Alkohol kann deine Leber schädigen und dein Risiko für Krebs erhöhen.

 # 4 Move it, Baby Bewege dich jeden Tag. Das muss kein intensives Training sein, sondern kann auch aus Spazierengehen,

Gartenarbeit oder Tanzen bestehen. Bewegung stärkt dein Immunsystem, deine Muskeln, Knochen und Gelenke, verbessert die Durchblutung und hebt deine Stimmung.

 # 5 Ab ins Schlummerland Schlafe ausreichend und regelmäßig. Schlaf ist wichtig für die Regeneration deines Körpers und deines Gehirns. Er hilft dir, Stress abzubauen, deine Konzentration zu verbessern und dein Gedächtnis zu stärken.

 # 6 Friendzone Pflege deine sozialen Kontakte. Ob Familie, Freunde oder Nachbarn, Menschen brauchen Menschen. Soziale Unterstützung kann dir helfen, dich glücklicher zu fühlen, Einsamkeit zu vermeiden und schwierige Situationen zu bewältigen.

 # 7 Der Sinn des Lebens Finde einen Sinn für dein Leben. Was ist deine Leidenschaft, dein Ziel oder deine Berufung? Wenn du etwas hast, wofür du morgens aufstehst, kannst du dich motivierter und erfüllter fühlen. Außerdem kannst du einen Beitrag für die Gesellschaft leisten und anderen helfen.

Lässt sich der Alterungsprozess aufhalten?

Gibt es spezielle Lebensmittel, die den Organismus jünger machen? Kann ich gezielt meine Hände oder meine Haut verjüngen? Fragen wie diese beschäftigen jeden von uns, führen aber in der Regel am Kern der Sache vorbei.

Denn wenn du dein biologisches Alter wirklich senken willst, musst du deinen Lebensstil im Allgemeinen im Blick behalten.

Statt in angebliche Wundermittel gegen Falten & Co. zu investieren, solltest du auf eine gesunde Ernährung, mehr Bewegung und eine Reduzierung von ungesundem Stress achten.

Aber noch mal zurück zu der Frage, wie man den Alterungsprozess aufhalten kann. Wie gesagt, hat die Forschung in den letzten Jahren enorme Fortschritte gemacht. Heute weiß man, dass der Verlauf des Alterungsprozesses multifaktoriell bedingt ist (also von vielen unterschiedlichen Faktoren abhängt). Und dass sich die Lebensqualität und Vitalität dann am besten erhalten lassen, wenn möglichst viele Aspekte berücksichtigt und optimiert werden.

Manche Menschen scheinen auch langsamer zu altern als andere. Die Unterschiede machen sich mit der Zeit immer deutlicher bemerkbar. Schaut man etwas genauer hin, lässt sich ein Muster erkennen, das für dieses Phänomen maßgeblich verantwortlich zu sein scheint: der Lebensstil und die Ernährung. Dieser Einfluss wird oft unterschätzt oder kleingeredet, weil diese Faktoren relativ langsam ihre Wirkung entfalten.

Wenn du also aktiv etwas tun willst, um deinen Alterungsprozess zu bremsen, tust du auf jeden Fall gut daran, dich mit deiner Ernährung auseinanderzusetzen. Denn auch hier gilt: Je früher mit Maßnahmen begonnen wird, desto besser können sie wirken.

Was genau solltest du also tun? Das ist eigentlich ganz einfach, denn die drei Säulen für ein langes, gesundes Leben sind Ernährung, Bewegung und psychische Gesundheit.

Hier möchte ich nur kurz darauf eingehen. Tiefer eintauchen in die Themen kannst du dann auch in den jeweiligen Kapiteln.

Gibt es wirklich Lebensmittel, die verjüngen?

Stell dir vor, du könntest in den Supermarkt gehen und einen Einkaufswagen voller Jugendlichkeit packen. Klingt wie ein Traum, nicht wahr? Nun, es scheint fast so, als könnten bestimmte Lebensmittel tatsächlich ein wenig von diesem magischen Jungbrunneneffekt haben. Ernährung spielt eine zentrale Rolle, um möglichst lange körperlich und geistig jung zu bleiben. Weshalb das so ist?

Hier hilft es, wenn du dir vorstellst, dass wir mit allem, was wir täglich essen und trinken, ständig eine Art indirekter Medikation betreiben. Denn mit jeder Nahrungsaufnahme führst du deinem Körper einen mehr oder weniger reichhaltigen Cocktail an Mikro- und Makronährstoffen – aber leider auch Schadstoffen – zu.

Die Nährstoffe benötigt er zum Funktionieren, zur Entgiftung, Reparatur von Schäden und zur Erneuerung von Zellen. Genau diese Aspekte sind es, die den Jungbrunneneffekt auf unseren Körper entfalten. Manche Lebensmittel sind besonders reich an wertvollen Anti-Aging-Nährstoffen.

Was sollte also öfter mal auf deinem Speiseplan stehen, um möglichst lang frisch auszusehen und dich fit zu fühlen? Damit du den Durchblick hast, folgen hier die Top Ten.

WISSENS-FACT

Die Top Ten der Lebensmittel für Anti-Aging

1. ROHKAKAO

Nicht nur für Schokoladenliebhaber ein Hit, sondern auch für Zellen, die sich jung fühlen wollen. Flavonoide sind hier das Zauberwort!

2. NÜSSE

Knackiger Snack und Geheimtipp für straffe Haut und ein waches Gehirn. (Manche schwören auf exakt eine halbe Paranuss pro Tag.)

3. GRÜNER UND WEISSER TEE

Diese beiden sind perfekt, um freie Radikale zu bekämpfen.

4. BRUNNENKRESSE

Hoher Gehalt an Vitamin C, Betacarotin, Eisen und Zink.

5. GRÜNES BLATTGEMÜSE

Voller Kalzium, wirkt wie eine Ladung geballte Power auf die Zellen.

6. EDAMAME

Die Sojabohnen sind reich an Isoflavonen und kalorienarm.

7. GRANATAPFEL

Das Symbol für ewige Jugend steckt voller Antioxidantien.

8. BROKKOLI

Ein Vitamin-Mineralstoff-Bündel.

9. BEEREN

Durch ihre Antioxidantien halten sie Hirn, Herz und Haut jung.

10. OLIVENÖL

Eine Menge ungesättigte Fettsäuren und sekundäre Pflanzenstoffe.

Je nützlicher und gesünder die Nahrungsaufnahme für den Organismus ist, desto besser ist dein Körper in der Lage, sich zu erholen und zu entgiften – und entsprechend langsamer alterst du.

Kann ich mein biologisches Alter echt senken?

Wahrscheinlich kennst du auch jemanden, von dem du denkst: Wow, der oder die sieht für sein Alter wirklich gut aus! Oder im Gegenteil: Du bist überrascht, dass jemand in Wirklichkeit jünger ist, als er aussieht.

Manchmal altern auch bestimmte Körperstellen (zum Beispiel die Hände) schneller als der Rest des Körpers. Aber woran liegt es eigentlich, dass beim Alterungsvorgang so große Unterschiede bestehen? Gibt es spezielle Techniken der Verjüngung? Oder sind hier allein die Gene verantwortlich, ist es also mehr oder weniger Zufall, ob man zehn Jahre jünger oder älter aussieht, als man in Wirklichkeit ist? Fest steht: Wohl jeder von uns will nicht älter aussehen, als er laut Ausweis ist. Aber geht das überhaupt? Kann ich gezielt meine Haut, meine Hände oder sogar den gesamten Organismus verjüngen?

Der Amerikaner Bryan Johnson versucht genau das. Er hat bereits Millionen in seine Vision investiert, den Alterungsprozess aufzuhalten beziehungsweise rückgängig zu machen. Johnson verfolgt seit Jahren eine extrem strikte Lebensführung, um sein biologisches Alter zu senken. Und zwar mit dem sogenannten Blueprint-Programm, das, auf wissenschaftlicher Forschung basierend, akribisch von ihm ausgearbeitet wurde. Dazu zählen ein strenges Trainingsprogramm, zahlreiche Nahrungsergänzungsmittel, Medikamente und ein strikter Ernährungsplan.

Was ist überhaupt das biologische Alter?
Das Alter, das in deinem Pass und auf deiner Geburtsurkunde steht, ist dein biografisches oder kalendarisches Alter. Daran kannst du schlicht und einfach nichts ändern, du wirst zwangsläufig jedes Jahr an deinem Geburtstag ein Jahr älter. Anders sieht es beim biologischen oder metabolischen Alter aus. Damit meint man in der Altersforschung den individuellen Zustand eines Organismus, unabhängig von seinem wirklichen Alter. Die gute Nachricht ist: Neben deinen genetischen Voraussetzungen kannst du durch deinen Lebensstil erheblich auf dein biologisches Alter einwirken.

Wie läuft ein Test des biologischen Alters ab?
Bevor man überhaupt anfängt, etwas zur Senkung seines metabolischen Alters zu tun, ist es natürlich interessant zu wissen, wie alt man biologisch eigentlich ist. Hier musst du berücksichtigen: Dein biologisches Alter lässt sich nicht so präzise bestimmen wie das Alter in deinem Pass, und viele Tests, die auch Johnson durchführen lässt, kann man sich kaum leisten. Das ist aber auch gar nicht notwendig. Ein erster Richtwert kann ein Check-up beim Arzt sein. Durch Blutwerte, den Blutdruck, dein Gewicht und die allgemeine Begutachtung eines Mediziners lässt sich schon mal ein erster fundierter Eindruck gewinnen. Im nächsten Schritt solltest du dich selbst ehrlich und kritisch befragen: Wie steht es um meinen Lebensstil? Treibe ich regelmäßig Sport? Ernähre ich mich gesund? Wie sieht es mit Stress, Rauchen, Alkohol und der Schlafqualität aus? Und schließlich: Wie fit, wohl und gesund fühle ich mich grundsätzlich, und wo könnte ich ansetzen, um meinen Lebensstil zu verbessern?

Wie kann ich noch heute damit anfangen, mein biologisches Alter zu senken?
Mach dir zunächst klar: Das eine, einzig wahre Wundermittel oder die eine Technik der Verjüngung existiert nicht. Verabschiede dich also am besten direkt von irgendwelchen Gurus, angeblichen Wunderpillen oder einzelnen Lebensmitteln, die verjüngen. Versuch bitte auch nicht, von heute auf morgen dein Leben und deine Ernährungsgewohnheiten komplett umzukrempeln. Der Weg zum Erfolg und damit zur nachhaltigen Senkung deines biologischen Alters besteht aus vielen kleinen, täglichen Schritten. Fang also sanft an und frag dich beispielsweise: Habe ich mich heute ausreichend bewegt? Wenn nicht, dann sammle noch ein paar Schritte. (Vielleicht denkst du wie ich über die Anschaffung eines Walking Pad nach und spazierst am Arbeitsplatz.) Wie sieht es mit meiner Ernährung aus? Wie kann ich meine Mahlzeiten heute gesünder gestalten? Wie läuft mein Stressmanagement? Bekomme ich regelmäßig genügend Schlaf?

Ist eine Verjüngung des Körpers generell möglich?
Die gute Nachricht ist: Was dein biologisches Alter betrifft, hast du viel mehr Möglichkeiten, als du denkst, um für dich und deinen Körper die Zeit aktiv zurückzudrehen. Damit meine ich: Je besser du mit dir selbst umgehst und auf deine Ernährung und insbesondere die Nährstoffversorgung, ausreichend Bewegung und ein niedriges Stresslevel achtest, desto besser stehen die Chancen, dein biologisches Alter nachhaltig zu senken.

Generell gibt es aus meiner Sicht beim Thema Langlebigkeit nicht das eine Wundermittel, das alle Probleme löst. Dazu ist der menschliche Organismus viel zu komplex und die Lebensstile und -gewohnheiten eines jeden Menschen zu unterschiedlich. Und schließlich solltest du dich mit dem, was du tust, welchen Sport du treibst oder was du isst und so weiter auch wohlfühlen.

Ein weiterer wichtiger Punkt: Langlebigkeit sollte zudem immer mit einer möglichst langen Erhaltung der Gesundheit und geistigen Fitness einhergehen sowie mit einer Routine, die für dich auch wirklich funktioniert. Kurzum: Bewegung, gute Ernährung und ein intaktes soziales Umfeld bleiben die Grundpfeiler für ein langes und glückliches Leben.

Body Basics – Gewicht, Hormone und Co.

»Du bist viel mehr als
die Zahl auf der Waage;
es geht um Anteile
von Fett, Muskeln,
Knochen und Wasser,
die zusammen
unseren Körper
ausmachen.«

DER KÖRPER IST MEHR ALS NUR FLEISCH UND KNOCHEN

Gesund sein, gesund werden, gesund bleiben – das können wir nur, wenn wir den Durchblick haben bei unserem Körper. Er besteht aus den unterschiedlichsten Bausteinen und umfasst eine Vielzahl von Stoffwechselprozessen. Wichtig ist dabei zu verstehen, dass Fett im Körper eine wesentliche Rolle spielt. Es existieren zwei Arten von Fett in ihm. Zum einen essenzielles Fett, das für normale körperliche Funktionen benötigt wird, und zum anderen das Viszeralfett (gespeichertes Fett), das als Energiequelle dient und unsere Organe schützt. Aber: Ein Zuviel an Viszeralfett – auch als Bauchfett bekannt – kann Gesundheitsprobleme wie Herzkrankheiten, Diabetes und andere chronische Krankheiten begünstigen.

ALINAS STORY: MEIN KÖRPER UND ICH

Lange Zeit habe ich mich in meinem Körper nicht wirklich wohlgefühlt. Durch meine Therapie, persönliches Interesse sowie mein Studium konnte ich einige Routinen in meinen Alltag integrieren.

So hat sich mein Leben um 180 Grad gewendet. Nebenbei hat sich auch mein Körper verändert, wenn auch mehr unbewusst. Besonders viel Wert habe ich auf die Regulierung meines Stresslevels, meine mentale Gesundheit und die Ernährung gelegt. Egal wie schwer du es hast – *you got this!* Wenn ich es kann, kannst du es auch!

Kein Körper gleicht dem anderen, daher variiert die ideale Körperzusammensetzung je nach Geschlecht, Alter und individuellen Faktoren. Hier ein paar Richtwerte zur Orientierung – falls du eigene Daten einer professionellen Körperanalysewaage aus dem Check im örtlichen Fitnessstudio hast, kannst du diese also direkt vergleichen.

WISSENS-FACT
Ein paar Richtwerte zur idealen Körperzusammensetzung

KÖRPERFETTANTEIL (KFA)

Der optimale Körperfettanteil hängt vom Alter ab. Mit zunehmendem Alter steigt er leicht an. Hier sind einige Richtwerte für Frauen und Männer: Laut dem *American Journal of Clinical Nutrition* liegen die gesunden Körperfettanteile abhängig von der Altersgruppe für Frauen zwischen 21 und 35 Prozent und für Männer zwischen 8 und 24 Prozent.

MUSKELMASSE

Die Muskelmasse von Männern und Frauen variiert aufgrund von genetischen Unterschieden, Hormonen und anderen Faktoren. Allgemein haben Männer tendenziell mehr Muskelmasse als Frauen. Bei Frauen beträgt die durchschnittliche Muskelmasse etwa 30 bis 40 Prozent ihres Gesamtkörpergewichts, während Männer bei etwa 40 bis 60 Prozent liegen. Diese Zahlen können je nach individuellen Faktoren wie Alter, Körperzusammensetzung, Fitnessniveau und genetischer Veranlagung variieren.

Ein höherer Muskelanteil ist in der Regel positiv, da er deinen Grundkalorienverbrauch erhöht. Als Orientierung kannst du davon ausgehen, dass 500 Gramm zusätzliche Muskelmasse etwa 50 Kalorien pro Tag extra verbrauchen. Und nicht erschrecken, wenn du nach wochenlangem Training mehr Gewicht auf die Waage bringst: Muskeln wiegen mehr als Fett und zeigen einen Trainingserfolg an.

KÖRPERWASSER

Das Körperwasser macht bei Frauen rund 50 bis 55 Prozent, bei Männern etwa 55 bis 60 Prozent des Körpers aus. Es reguliert unsere Körpertemperatur und bewahrt uns beispielsweise vor Überhitzung, transportiert Sauerstoff und Nährstoffe, hilft bei der Entgiftung, der Ausscheidung von Abfallstoffen und ist auch an der Blutbildung, Hormonproduktion und am Stoffwechsel beteiligt.

KNOCHENDICHTE – BESSER VORBEUGEN

Die Knochendichte ist wichtig für die Gesundheit der Knochen. Regelmäßige Bewegung und eine ausgewogene Ernährung mit einer ausreichenden Zufuhr an Kalzium und Vitamin D unterstützen die Knochengesundheit und beugen Krankheit wie Osteoporose vor, bei der sich die Knochendichte und -festigkeit verringert, was zu einer erhöhten Anfälligkeit für Knochenbrüche führen kann.

Dein Gesamtkalorienverbrauch setzt sich übrigens aus zwei Faktoren zusammen:

1. Grundumsatz: Er beschreibt den Kalorienverbrauch, den dein Körper im absoluten Ruhezustand verbraucht. Zum Beispiel wenn du schläfst oder eine sitzende Tätigkeit ausübst.
2. Leistungsumsatz: Der Leistungsumsatz beschreibt die verbrannten Kalorien, die du beispielsweise während einer sportlichen Betätigung oder auch beim Treppensteigen im Alltag zusätzlich verbrauchst.

Aber: Insgesamt ist der Kalorienverbrauch nicht zuletzt aufgrund der Körpergröße, des Gewichts und Geschlechts individuell sehr unterschiedlich.

Body-Mass-Index (BMI)

Bin ich etwas zu dick, oder schätze ich mein Gewicht ganz falsch ein? Der BMI (Body-Mass-Index) zählt zu den gebräuchlichsten Formeln zur Bewertung des Körpergewichts.

Er ergibt sich aus dem Verhältnis des Gewichts in Kilogramm und der Körpergröße in Metern zum Quadrat:

BMI = Körpergewicht : $(\text{Körpergröße})^2$

Je nach Höhe des Wertes wird dann in Kategorien unterschieden – so teilt die WHO (World Health Organisation) einen BMI unter 18,5 zum Beispiel als Untergewicht, zwischen 18,5 und 24,9 als Normalgewicht und einen BMI ab 25 als Übergewicht ein. Andere Tabellen unterscheiden zusätzlich noch zwischen Männern und Frauen.

Ich persönlich halte diese Formel eher für schwierig, weil sie lediglich die Körpermasse als Indikator zugrunde legt und dabei nicht zwischen Fett- und Muskelmasse unterscheidet. Das heißt, wer viel Sport treibt und damit auch viel schwere Muskelmasse besitzt, kann mit der Berechnung des BMI fälschlicherweise als übergewichtig angesehen werden, obwohl er nur extrem viel Muskelmasse besitzt.

Viel besser und sinnvoller ist meiner Meinung nach, das Gewicht mit Körperanalysewaagen zu betrachten. Sie geben Auskunft über Muskelmasse und Fettanteil. Auch der Test, wie viel Bauchfett man hat, ist wichtig. Dies sind Dinge, die man oft mit bloßem Auge oder auf der normalen Waage nicht sieht. Ein schönes Beispiel hierfür sind Frauen, die *skinny fat* sind, also eigentlich auf den ersten Blick extrem schlank. Das Problem ist nur, dass sie kaum Muskelmasse haben und daher tendenziell mehr Fett.

WISSENS-FACT

Diese Faktoren bestimmen, wie viel Fett ein Mensch am Bauch hat

ERNÄHRUNGSWEISE

Ein hoher Zucker- und Fettkonsum zeigt sich häufig im Bauchbereich.

LEBENSSTIL

Wer ständig unter Stress steht, schüttet das Hormon Cortisol aus, das Heißhungerattacken verursacht. Blöderweise legt es auch noch die Fettverbrennung lahm und sorgt so dafür, dass sich am Bauch leichter kleine Polster festsetzen.

AUCH DIE GENETIK SPIELT EINE ROLLE

Entgegen der weitverbreiteten Meinung allerdings keine sonderlich große. Mit reichlich Training und der richtigen Ernährung kommt jeder an sein individuelles Ziel. Der eine vielleicht ein klein wenig schneller als der andere.

Doch neben Gewicht und Fettstoffwechsel bestimmen noch andere unsichtbare Player in unserem Körper, wie wir ticken.

»Himmelhoch jauchzend, zu Tode betrübt« – die Macht der Hormone

Diese Sätze hast du bestimmt schon mal gehört: »Die Hormone spielen verrückt.« Oder: »Das war ich nicht, das waren meine Hormone.«

Egal ob Glücksgefühle, Hunger, Stress oder der Menstruations-Blues – Hormone (vom griechischen Wort *horman*, was so viel bedeutet wie »antreiben«) steuern unser ganzes Leben. Diese chemischen Botenstoffe, die in den Hormondrüsen unseres Körpers gebildet werden, sind an vielen Vorgängen in ihm beteiligt. Sie lassen Knochen und Muskeln wachsen, geben uns Energie oder beeinflussen eben unsere Stimmung. Die Drüsen fungieren dabei wie kleine Hormonfabriken, die über den ganzen Körper verteilt sind und Hormone mit dem Hintergrund ins Blut abgeben, Nachrichten zwischen Zellen und Organen zu senden. Das funktioniert im Prinzip wie Nervenimpulse, allerdings viel langsamer. Und nicht jede Zelle reagiert auf die Hormone, denn jedes Hormon kann nur an bestimmten Zellen andocken. Und damit wirklich alles im Körper gut funktioniert, müssen all diese Hormone und Vorgänge miteinander harmonieren. Sind sie nicht im Gleichgewicht, kann unser Leben schnell aus den Fugen geraten.

Hormone kann man sich also ein wenig wie Musiker in einem Orchester vorstellen. Wenn einer zu laut oder zu leise, zu schnell oder zu langsam spielt und sich nicht mit den anderen abstimmt, kann der erzeugte Klang das System stören.

Durch hormonelle Verhütung, aber auch Stress, zu viel Alkohol, zu wenig Schlaf und falsche Ernährung kann unser Hormonspiegel allerdings schnell in Schieflage geraten. Doch woran merkst du eigentlich, dass dein Hormonhaushalt nicht so ist, wie er vielleicht sein sollte? Zu den Warnsignalen des Körpers, dass deine Hormone nicht in Balance sind, gehören:

- Stimmungsschwankungen
- Ängste
- Eine unregelmäßige oder schmerzhafte Periode
- Verdauungsbeschwerden
- Schlechter Schlaf
- Gewichtszunahme trotz Diät und gesunder Ernährung
- Verlust der Libido

Schauen wir uns die wichtigsten Hormone einmal an, die in unserem Körper schalten und walten. Einige sind sicherlich alte Bekannte für dich, andere dir eher nicht so geläufig:

- Östrogen: das primäre weibliche Sexualhormon, das hauptsächlich von den Eierstöcken produziert wird. Es spielt nicht nur eine entscheidende Rolle im Menstruationszyklus, sondern unterstützt auch alles von der Knochendichte bis zur Regulierung der Stimmung.

- Progesteron: Auch Progesteron wird von den Eierstöcken produziert und spielt eine wichtige Rolle in der frühen Schwangerschaft.
- Testosteron: Der Körper braucht dieses Hormon, um fettfreie Muskelmasse zu entwickeln, Fett zu verbrennen und die Libido zu steigern. Es wird sowohl in den Hoden des Mannes als auch in den Eierstöcken der Frau produziert.
- Cortisol: Das Stresshormon des Körpers – normale Werte helfen, den Blutzucker und das Immunsystem zu regulieren. Erhöhte Werte können jedoch schädlich sein und sind mit Angst- und Panikattacken, Depression bis hin zur Beeinträchtigung des Gedächtnisses und einer ernsthaften Schwächung des Immunsystems assoziiert.
- Schilddrüsenhormone: Produziert von den Schilddrüsen, halten diese den Körper im Gleichgewicht, indem sie Funktionen wie Atmung, Herzfrequenz, Stoffwechsel und Körpertemperatur regulieren.
- DHEA: Das am wenigsten bekannte Hormon, aber nicht weniger wichtig. DHEA ist besonders bedeutsam, wenn der Körper in der Pubertät ist, aber es dient auch als Schutz vor Stress und hilft, das Immunsystem zu stärken.

Diese Hormone sind verantwortlich für diverse Prozesse und Aufgaben in deinem Körper. Schauen wir uns die »Workzones« der Hormone einmal im Überblick an:

- Stoffwechsel: Hormone wie Insulin, Cortisol oder Schilddrüsenhormone beeinflussen den Stoffwechsel von Nährstoffen, regulieren den Energieverbrauch, den Blutzuckerspiegel und viele andere metabolische Prozesse.

- Wachstum: Wachstumshormone, Sexualhormone wie Östrogen und Testosteron oder Schilddrüsenhormone sind wichtig für die Regulation des Wachstums und für die Entwicklung von Organen, Knochen und so weiter.
- Fortpflanzung: Sexualhormone wie Östrogen, Progesteron oder Testosteron sind entscheidend für die Regulierung der Fortpflanzung, die Entwicklung der Geschlechtsorgane, aber auch für die Menstruation, den Eisprung oder die Schwangerschaft.
- Wasserhaushalt: Hormone wie Aldosteron oder ADH (antidiuretisches Hormon) beeinflussen die Nierenfunktion und regulieren den Wasser- und Elektrolythaushalt im Körper.
- Stress: Hormone wie Adrenalin und Cortisol sind die Keyfaktoren, wenn der Körper auf Stress reagiert. Dann mobilisieren sie Energiereserven, erhöhen den Blutdruck und die Herzfrequenz, um den Körper auf die Belastungssituation einzugrooven und stressige Situationen zu meistern.
- Immunsystem: Einige Hormone, wie zum Beispiel Cortisol, mildern Entzündungsreaktionen und beeinflussen auch die Funktion des Immunsystems.

Hormone sind also mächtige Keyfaktoren in unserem Körper – nichts, was ohne sie funktionieren würde. Insbesondere Frauen »beschäftigen« die Hormone Monat für Monat durch den weiblichen Zyklus.

WISSENS-FACT
Der weibliche Zyklus

1. MENSTRUATIONSPHASE – PERIODE (TAG 1 – TAG 5)
Deine Hormone sind auf dem Tiefstand. Versuch dich zu entspannen, probiere vielleicht sanftes Yoga oder Meditationen.
2. FOLLIKELPHASE (TAG 6 – TAG 12)
Die Hormone Östrogen und Testosteron steigen an, und du hast zunehmend mehr Energie. Jetzt sind Pilates oder Krafttraining optimal.
3. OVULATIONSPHASE – EISPRUNG (TAG 13 – TAG 15)
Deine Hormone sind auf dem Höhepunkt. Es kann sein, dass du jetzt eine erhöhte Libido, also mehr Lust auf Sex hast und auch Lust auf Aktivitäten. Der perfekte Zeitpunkt für gute Trainingserfolge im Ausdauertraining.
4. LUTEALPHASE (TAG 16 – TAG 28)
Die Energie sinkt wieder. Es ist möglich, dass du dich jetzt lieber zurückziehst und für dich sein willst. Der perfekte Zeitpunkt für Pilates und Yoga.
Eins wird deutlich: Je nachdem, an welchem Tag du in deinem Zyklus stehst, fallen bestimmte Aktivitäten leichter, andere schwerer. Wenn es deine Lebensumstände zulassen, richte dich bei allem, was du tust, ob Training oder wichtige Entscheidungen treffen, nach deinen Zyklusphasen.

ZYKLUS-SUPPORT

 # 8 Anti-Pain-Power Magnesium kann entkrampfend wirken, Safran kann PMS-Beschwerden lindern. Frauenmantelkraut kann dir helfen, wenn du müde und geschafft bist. Eisen und Vitamin C haben blutbildende Eigenschaften. Viele raten ja zu Maca oder Mönchspfeffer. Hier bin ich etwas vorsichtig! Gerade Mönchspfeffer kann die Beschwerden teilweise sogar verschlechtern (beispielsweise bei unentdeckter Endometriose).

Nun möchte ich dir noch einen Tipp geben, mit dem du deine Gesundheit optimal unterstützen kannst: das Selbstabtasten der Brust.

ALINAS TIPP: SELF-CHECK

Am besten planst du das Abtasten der Brust alle paar Wochen in deine Routine ein, zum Beispiel unter der Dusche oder wenn du deinen Körper eincremst. Damit erhöhst du auch dein Körpergefühl und lernst, Veränderungen besser einzuordnen.

Ideal ist die Zeit etwa eine Woche nach Beginn deiner Periode, denn dann ist die Brust besonders weich. Gegen Ende des Zyklus kann es nämlich sein, dass das Gewebe der Brust unter Einfluss der Hormone anschwillt und sich dadurch härter und teilweise auch knotig anfühlt.

Und so gehst du vor:

- Achte zunächst auf visuelle Veränderungen in der Größe, Form, Hauttextur oder auf Dellen, Rötungen oder Einzüge.

- Dann tastest du deine Brust mit leichtem bis mittlerem Druck mit den Fingerkuppen der mittleren drei Finger ab. Dabei kann die andere Hand als Gegenstütze verwendet werden. Beginne unter der Achsel mit streichenden oder kreisförmigen Bewegungen in Richtung Brustwarze. Kreise an jeder Stelle dreimal in der Größe einer Münze und drücke mit jedem Kreis etwas stärker auf, um möglichst alle Schichten deiner Brust zu erfassen.
- Taste auch die Brustwarze und den sie umgebenden Bereich ab und achte auf Veränderungen.
- Drücke die Brustwarze zusammen und achte darauf, ob sie Flüssigkeit absondert.
- Das Ganze auf der anderen Seite wiederholen.
- Spürst du Knoten oder Verhärtungen, heißt das noch lange nichts. Meist handelt es sich um gutartige Veränderungen wie Lipome oder Fibroadenome. Besprich dich am besten mit deinem Arzt.

Nur 10 bis 15 Prozent der Frauen tasten sich regelmäßig ab. Dabei ist es ein wichtiges Tool zur Früherkennung von Brustkrebs – und wie du siehst: ganz einfach.

Das Immunsystem: Unsere persönliche Körperpolizei

Unser Immunsystem schützt uns vor Krankheitserregern wie Viren, Bakterien und Parasiten. Es besteht eigentlich aus zwei Teilen: Das angeborene Immunsystem arbeitet bereits bei der Geburt. Das erworbene wird dagegen erst mit der Zeit trainiert.

Zum angeborenen Immunsystem zählen die Haut, die mit ihrem leicht sauren pH-Wert schon viele Keime bereits auf der Hautoberfläche unschädlich macht, sowie die Schleimhäute in der Nase und der Luftröhre, die mit ihren winzigen Härchen dafür sorgen, dass Eindringlinge dort hängen bleiben. Hustet oder niest man, werden sie über den Schleim wieder nach draußen geschleudert. Auch die Magensäure lässt Viren und Bakterien kaum eine Chance. Schaffen sie es aber doch, kommt das erworbene Immunsystem zum Einsatz.

Dieser Teil des Immunsystems braucht aber ein paar Tage, um durchzustarten. Der Angreifer wird erkannt und im Anschluss gezielt vernichtet. On top werden Antikörper produziert. Dringt der gleiche Erreger später noch einmal in den Körper ein, hat das Immunsystem ihn sofort im Griff und ist gegen ihn immun.

KICKS FÜRS IMMUNSYSTEM

 # 9 Eisbad Okay, man muss sich erst daran gewöhnen, aber gezielte Kältereize sind super für unser Bindegewebe, die Muskelregeneration, für das Stressmanagement, für besseren Schlaf und den Kreislauf.

 # 10 Sauna Regelmäßige Saunagänge haben positive Effekte auf das Immunsystem, den Kreislauf und unsere Atemwege.

Oh My Gut –
dein Darm

HAPPY DARM – HAPPY ME

Der Darm ist nur für die Verdauung da? Von wegen! Die fünf bis sieben Meter in unserem Bauch sind ein ziemlich komplexes System, und Studien deuten sogar darauf hin, dass Krankheiten wie Parkinson im Darm ihre Ursache haben könnten.

Der Darm ist auch ein ziemliches Sensibelchen, denn hier finden sich – neben dem Gehirn – die meisten Nervenzellen im Körper. Aber keine Sorge: Gehirn und Darm kommunizieren über unterschiedliche Wege.

Ob wir krank oder gesund sind, lässt sich auch an der Zusammensetzung der Darmflora erkennen. Denn die Darmschleimhaut beherbergt eine unvorstellbare Zahl an Mikroorganismen. Dieses sogenannte Mikrobiom ist in den letzten Jahren stark in den Fokus der Medizin und Ernährungswissenschaft gerückt.

Das Darmmikrobiom – ganz schön viel los da unten!

Aber was genau ist das Darmmikrobiom eigentlich – und wie setzt es sich zusammen? Der menschliche Darm, insbesondere der Dickdarm, beherbergt Tausende Stämme unterschiedlicher Bakterien, dazu Viren und Pilze. Diese rund 100 Billionen Mikroorganismen bringen es zusammen auf ein Gewicht von sage und schreibe ein bis zwei Kilogramm. Sie bilden die natürliche Darmflora, auch Mikrobiom genannt. Für deinen Körper spielt es eine extrem wichtige Rolle. Es reguliert nicht nur die Verdauung der Nahrung, die Produktion von Fettsäuren oder Vitaminen wie Vitamin K und verhindert, dass sich Krankheitserreger im Darm ausbreiten können, sondern beeinflusst auch deine Abwehrkräfte und dein Hautbild. Ist das Mikrobiom gestört, kann es zu Verdauungsproblemen kommen, aber auch zu Allergien, Übergewicht oder einer Beeinträchtigung des Immunsystems. Dein Immunsystem hängt nämlich ganz eng damit zusammen, wie deine Darmbakterien deine Nahrung verstoffwechseln. Funktioniert dieser Prozess nicht einwandfrei, dann können auch Nährstoffe nicht in ausreichender Menge aufgenommen werden. Ein gesunder Darm und ein gesunder Körper leben also sozusagen in Symbiose. Kurzum, wenn sich dein Darm nicht wohlfühlt, tust du es meistens auch nicht!

Übrigens ist die Darmflora bei jedem von uns ganz individuell und vergleichbar mit einem Fingerabdruck. Beeinflusst wird sie vor allem durch die Ernährung und immunologische Prozesse. Babys, die per Kaiserschnitt zur Welt kommen, haben laut Forschungsergebnissen eine weniger große Vielfalt im Mikrobiom als solche, die auf natürlichem Wege entbunden werden und bereits Kontakt zur vaginalen Flora der Mutter bekommen.

Forscher haben sogar herausgefunden, dass die Zusammensetzung der Darmflora auch Auswirkungen auf unsere psychische Gesundheit hat. Mittlerweile gibt es Studien, die darauf hinweisen, dass bestimmte Darmbakterien die Hirnaktivität verändern und das seelische Gleichgewicht beeinflussen können. Unter Medizinern spricht man dann von der »Darm-Hirn-Achse« oder auch vom »Bauchgehirn«: Der Darm sendet Nervenimpulse ans Gehirn – und umgekehrt. Ist dein Darm also aus dem Gleichgewicht, und es tummeln sich dort zu viele schlechte Bakterien, kann es sein, dass du psychisch struggelst und dich nicht wohlfühlst, ein niedrigeres Energielevel hast, zu Ängsten neigst oder vielleicht sogar Panikattacken hast oder depressive Verstimmung. Deshalb ist es enorm wichtig, das Darmmikrobiom zu unterstützen.

Was kannst du also tun, damit deine Mikroorganismen im Darm immer top in Form sind? Hier kommen Prä- und Probiotika ins Spiel. Denn mit ihrer Hilfe lässt sich eine gesunde Darmflora aufbauen, die sich positiv auf unsere Gesundheit auswirkt. Eine ballaststoffreiche und ausgewogene Ernährung ist dabei von zentraler Bedeutung. Einerseits durch die richtigen Lebensmittel: Wichtig ist, dass du frische, unverarbeitete und wirklich gute Nahrungsmittel zu dir nimmst. Also viel Biogemüse, Ballaststoffe und zudem probiotische oder fermentierte Lebensmittel wie beispielsweise Joghurt, Kefir, Kimchi oder Sauerkraut. Da gibt es so viele Möglichkeiten. Probier einfach aus, was dir wirklich schmeckt. Denn ganz wichtig ist, dass du dich wohlfühlst mit dem, was du isst. Also was ist dein persönliches Wohlfühlfood?

Und nun zu der anderen Möglichkeit: Wenn du ein Mensch bist, der eher nicht so viel Aufwand mag, dann kannst du problemlos auch Probiotika in Form von Kapseln oder Pulver zu dir nehmen.

Und jetzt wird es ein wenig kompliziert, denn was ist eigentlich der Unterschied zwischen Präbiotika, Probiotika und Postbiotika?

Die drei Unaussprechlichen sind tatsächlich wichtig im Zusammenhang mit unserer Darmgesundheit. Ich versuche mal, Licht ins Dunkel zu bringen.

Probiotika

Hierbei handelt es sich im Endeffekt um Bakterien, die uns fit, vital und gesund halten und zusammen das Mikrobiom ausmachen. Probiotika können entweder mit der Nahrung oder zusätzlich zu ihr als Nahrungsergänzungsmittel eingenommen werden. Der Markt für Probiotika ist allerdings unüberschaubar geworden. Da gibt es manche zum Abnehmen, andere zur Stärkung des Immunsystems und sogar einige für Sportler, die ihre Darmflora stärken wollen. Probiotika sind lebende Mikroorganismen, die – vorausgesetzt du isst genug davon – einen positiven Effekt auf deine Gesundheit haben. Wenn du aktiv etwas zur Förderung und Stärkung deiner Darmflora tun willst, dann hast du dazu zahlreiche Möglichkeiten. Wer es deftig mag, kann mit Sauerkraut, bestimmten Käsesorten, sauren Gurken oder anderen fermentierten Gemüsen (zum Beispiel Kimchi) dem Darm wertvolle Probiotika zuführen. Etwas milder geht es mit Joghurts, Kombucha-Tee, Kefir oder anderen probiotischen Getränken, die man auch gut selbst herstellen kann. Probiotika können auch in Form von Nahrungsergänzungsmitteln eingenommen werden und gelangen so – zumindest teilweise lebend – in den Darm. Dort unterstützen sie als »Könige des Mikrokosmos« deine Verdauung und stärken dein Immunsystem, indem sie durch ein saures Milieu schädliche Bakterien eindämmen. Allerdings siedeln sie sich nicht dauerhaft an.

Macht die Einnahme von Probiotika wirklich Sinn? Wie du siehst, hast du über deine Ernährung zahlreiche Möglichkeiten, Probiotika und Präbiotika (zu denen wir gleich noch kommen) aufzunehmen. Trotzdem kann es in manchen Fällen sinnvoll sein, diese in Form von Kapseln oder anderen Nahrungsergänzungsmitteln einzunehmen. Die Einnahme als Ergänzung zu deiner Ernährung ist dann sinnvoll, wenn du immer wieder beobachtest, dass deine Verdauung nicht optimal ist. Oft steckt hier eine geschädigte Darmflora dahinter, zum Beispiel durch die Einnahme von Antibiotika oder anderen Medikamenten, zu viel Fast Food, Zucker oder einem insgesamt stressigen und bewegungsarmen Lebensstil. In solchen Fällen kann dir eine gezielte Einnahme von hochwertigen Supplementen helfen, deine Darmflora schnell wieder auf Vordermann zu bringen.

Präbiotika

Probiotika (die kleinen, guten Darmbakterien) brauchen auch Nahrung, und das sind Präbiotika – unverdauliche Bestandteile unserer Nahrung, also Ballaststoffe wie Inulin und Oligofruktose, die als »Futter« für die nützlichen Darmbakterien dienen und so deren Vermehrung fördern. Zahlreiche Getreide-, Gemüse- und Obstsorten wie Hafer, Weizen, Lauch, Spargel, Zwiebeln, Äpfel und Bananen enthalten präbiotische Bestandteile.

Postbiotika

Wenn die probiotischen Bakterien die Präbiotika verstoffwechseln, entstehen dabei verschiedene Stoffwechselprodukte, die als Postbiotika bezeichnet werden. Sie sind also das Endergebnis des »Verdauungsvorgangs« der Probiotika. Das heißt: Wenn Probiotika ihre Nahrung, also Präbiotika, zu sich nehmen, dann scheiden sie Postbiotika aus. Das sind beispielsweise Säuren, die helfen, Arterien gesund zu erhalten oder den Fettstoffwechsel zu unterstützen. Sie haben eine ähnliche Wirkung auf die Darmflora wie Probiotika, sind aber nicht lebende beziehungsweise absichtlich inaktivierte Mikroorganismen. Das Gute an ihnen: Sie können entzündungshemmende Wirkungen haben, das Wachstum schädlicher Bakterien hemmen und sogar den Fettstoffwechsel beeinflussen.

Wenn der Darm aus dem Gleichgewicht gerät ...

Schnelles Essen unterwegs, zu viel Zucker oder ein stressiger Tag – all das kann den sensiblen Darm aus dem Gleichgewicht bringen. Aber auch Medikamente wie Antibiotika können den natürlichen Darmbakterien gehörig zusetzen.

Und wenn der Darm nicht funktioniert, leiden auch wir. Die Symptome sind vielfältig und reichen von Blähungen und Übelkeit über häufige Infekte bis hin zu depressiven Verstimmungen. Aber es gibt Hoffnung! Wir können aktiv daran arbeiten, das Gleichgewicht wiederherzustellen. Eine ausgewogene Ernährung mit viel frischem Gemüse, Obst und Vollkornprodukten ist ein guter Anfang. Aus der Nahrung oder in Form von Nahrungsergänzungsmitteln aufgenommene Probiotika können auch unterstützend wirken. Und natürlich sollten wir Stress reduzieren und uns Zeit nehmen, in Ruhe zu essen und zu entspannen.

Leaky Gut: Wenn der Darm leckt

Bauchschmerzen, Durchfall, Allergien, ständig müde oder Pickel? Dann könnte es sein, dass dein Darm ein Problem hat und Dinge in deinen Blutkreislauf durchlässt, die er nicht sollte. Im Fachjargon nennt man das Leaky-Gut-Syndrom – was so viel bedeutet wie »durchlässige Darmwand«.

Normalerweise besteht die Darmwand aus eng aneinanderliegenden Zellen, die eine Barriere bilden, um schädliche Substanzen daran zu hindern, in den Blutkreislauf zu gelangen. Bei einem *leaky gut* sind diese Zellen geschwächt oder beschädigt, wodurch die Barriere durchlässiger wird und unerwünschte Stoffe wie Toxine, unverdaute Nahrungspartikel und Bakterien durchsickern können.

Das kann zu einer erhöhten Entzündungsreaktion im Körper führen, da das Immunsystem auf unerwünschte Eindringlinge reagiert. Man nimmt daher an, dass ein *leaky gut* mit einer Reihe von gesundheitlichen Problemen in Zusammenhang steht, wie zum Beispiel Nahrungsmittelunverträglichkeiten, Reizdarmsyndrom, Autoimmunerkrankungen und Allergien.

Die Ursachen sind noch leider nicht völlig geklärt, aber es wird vermutet, dass mehrere Faktoren wie chronische Entzündungen, Erkrankungen wie Morbus Crohn, Nahrungsmittelunverträglichkeiten, Medikamente wie Antibiotika oder eine ausgewogene Ernährung zu Entzündungen im Darm führen und die Darmwand schädigen, was eben zu einer erhöhten Durchlässigkeit führen kann.

Auch Stress kann eine Rolle spielen. Chronischer Stress kann zu einer Störung des Verdauungssystems führen, denn dabei werden wohl Stresshormone freigesetzt, die die Durchlässigkeit der Darmwand steigern.

Ziemlich easy: Dein Fahrplan für einen gesunden Darm

Wie wir gesehen haben, ist es von entscheidender Bedeutung, dass es unserem Darm richtig gut geht. Denn nur so, fühlen wir uns rundum wohl, sind fit, fokussiert und bringen unsere beste Leistung. Und es ist gar nicht so schwer, dem Bauch etwas Gutes zu tun. Daumen hoch gibt es für diese drei Darm-Booster.

1. Darmgesunde Ernährung – die Basis für eine gute Darmflora

Wie so oft, wenn es um Fitness, Gesundheit und Wohlbefinden geht, steht deine Ernährung auch beim Thema Darmgesundheit an erster Stelle. Der große Vorteil für dich dabei: Wenn du dich gesund ernährst, also viel Gemüse, Ballaststoffe, hochwertige pflanzliche Proteine und Fette (zum Beispiel Hülsenfrüchte und Nüsse) sowie Kohlenhydrate (zum Beispiel Vollkornreis) zu dir nimmst, betreibst du gleichzeitig effektive Darmpflege und stärkst deine Darmflora. Der Hintergrund: Durch diese Nahrungsmittel gelangen zahlreiche Substanzen in deinen Darm, die sich positiv auf das Wachstum gesunder Darmbakterien auswirken.

2. Sport und Entspannung

Dass regelmäßiger Sport gut für das Herz-Kreislauf-System, die Immunabwehr und die allgemeine Gesundheit ist, wissen wir. Interessanterweise wirken sich eine ausgeglichene Psyche und Bewegung aber auch auf die Zusammensetzung deiner Darmflora aus. Neben der Ernährung sind Sport und Techniken wie Yoga, Meditation und Achtsamkeitsübungen daher die Grundlage für einen gesunden Darm. Dies hängt damit zusammen, dass sowohl beim Sport als auch bei der aktiven Entspannung zahlreiche hormonelle und biochemische Prozesse im Körper angestoßen werden.

3. Die Spezialeinheiten: Die Extraportion Prä- und Probiotika

Diese wirken sich besonders vorteilhaft auf die Darmflora aus. In einer gesunden Ernährung sind sie in mehr oder weniger großen Mengen enthalten, es kann aber mitunter sinnvoll sein, sich hier eine Extraportion zu gönnen. Vorzugsweise in Form eines Kombinationsprodukts aus Prä-, Pro- und Postbiotikum, auch Synbiotikum genannt.

Aber natürlich lauern da draußen überall echte Gefahren für unseren Bauchmitte und sein sensibles Innenleben. Was sind also die bösen Sieben, wenn es um unseren Darm geht? Daumen runter bei diesen Dingen.

1. Antibiotika und Medikamente

Es gibt Erkrankungen, bei denen die Behandlung mit Antibiotika unvermeidlich ist. Die Medikamente können bakterielle Infektionen im Körper hemmen und ihm dabei helfen, schneller wieder gesund zu werden. Der Preis, den du dafür zahlst, ist aber häufig eine zerstörte Darmflora. Antibiotika gehören mit anderen Medikamenten damit zu den größten Gefahren für den Darm. Am besten ist es deshalb, Antibiotika und andere Medikamente nur dann einzunehmen, wenn es wirklich notwendig ist. Die Darmflora wieder aufzubauen ist nach einer Einnahme besonders wichtig, weshalb du in dieser Phase auf eine Ernährung mit vielen probiotischen Bestandteilen achten solltest.

2. Zu viel Fast Food und hochverarbeitete Lebensmittel

Dass es sich bei Fast Food in der Regel nicht gerade um gesunde Lebensmittel handelt, ist bekannt. Die Mischung aus hochverarbeiteten Fetten und Mehlen, viel Fleisch, großen Mengen Zucker sowie Farb-, Konservierungs- und Aromastoffen, die in vielen Fast-Food-Produkten steckt, kann dauerhaft einfach nicht gesund sein. Was weniger bekannt ist: Neben der Gefahr des Übergewichts kann zu viel Fast Food auch die Darmflora schädigen. Du solltest also nicht zuletzt aus Rücksicht auf deinen Darm frischen und wenig verarbeiteten Lebensmitteln den Vorzug geben.

3. Lang anhaltender Stress

Zu wenig Aufmerksamkeit wird dem Einfluss von Stress auf die Darmgesundheit geschenkt. Zwar hat sich das Bewusstsein, dass Stress negativ auf den Körper wirkt, erhöht, sein Einfluss auf den Darm wird aber oft vernachlässigt. Dazu musst du wissen: Was du als Stress empfindest, ist ein komplexer Cocktail aus Hormonen, Botenstoffen und anderen physischen Abläufen in deinem Organismus. Lang anhaltender und sich nicht lösender Stress (negativer Stress oder Disstress) führt dazu, dass dein gesamter Organismus und auch dein Darm in ein Ungleichgewicht geraten, was Erkrankungen nach sich ziehen kann. Versuche deshalb, negativen Stress zu vermeiden und immer wieder abzubauen, um Körper und Darm zu entlasten.

4. Pantoprazol/Magensäureblocker

Pantoprazol wird häufig in Kombination mit längerfristiger Ibuprofeneinnahme oder zur Behandlung säurebedingter Magen-Darm-Erkrankungen wie Sodbrennen oder Gastritis verschrieben. Trotzdem kann es negative Auswirkungen auf das Darmmikrobiom haben. Studien haben gezeigt, dass Magensäureblocker die Zusammensetzung des Darmmikrobioms verändern können. Dabei kann die Anzahl potenziell gefährlicher Bakterien wie Enterokokken, Streptokokken und E. coli steigen, während die Anzahl an nützlichen Bakterien wie Laktobazillen und Bifidobakterien abnehmen kann.

5. Pestizide

Leider werden Pestizidrückstände in Lebensmitteln oft heruntergespielt. Behörden verweisen auf festgelegte Grenzwerte, die angeblich die Sicherheit der Lebensmittel gewährleisten sollen. Pestizide können unser Darmmikrobiom negativ beeinflussen, daher lohnt es sich, gekauftes Obst und Gemüse aus dem Supermarkt gründlich zu waschen.

6. Zu viel Zucker

Kaum ein Lebensmittel schadet der Darmflora so wie Zucker. Die typische westliche Ernährung, die reich an Zucker ist, stellt einen wesentlichen Risikofaktor für die Entwicklung chronisch entzündlicher Darmerkrankungen dar. Zudem kann die Dicke der Darmschleimhaut abnehmen und ihre Durchlässigkeit zunehmen. Das kann die Nährstoffaufnahme hemmen, die Verdauung erschweren und schädlichen Bakterien ermöglichen, sich zu vermehren und entzündliche Prozesse auszulösen.

7. Gechlortes oder verunreinigtes Wasser

Leitungswasser ist häufig gechlort. Vor allem in Ländern wie den USA oder Asien wird dem Wasser Chlor zur Desinfektion beigefügt, also zur Abtötung von Bakterien. Dabei wirkt Chlor jedoch nicht nur im Wasser desinfizierend, sondern auch im Darm, wo es die Darmflora beeinträchtigen kann. Hier können hochwertige Wasserfilter eine Möglichkeit sein, denn sind wir mal ehrlich – Plastikflaschen kaufen ist nun mal auch nicht die Lösung.

MEINE DARM-HACKS

 # 11 Jede Menge Ballast bitte! Ballaststoffe sind die heimlichen Leader deiner Verdauung und deine Verbündeten in Sachen Darmgesundheit. Sorg also dafür, dass du genügend davon in deiner Ernährung hast. Du findest sie in Obst, Gemüse, Vollkornprodukten und Hülsenfrüchten.

 # 12 Her mit Probiotika und Co. Darmbakterien sind auf der »Durchreise« und siedeln sich oft nicht dauerhaft an, daher sollten sie stetig eingenommen werden, um ein ausgeglichenes Mikrobiom zu fördern und Verdauungsprobleme zu vermeiden. Sie stecken in Joghurt, Sauerkraut und Kombucha, aber etwa auch in Brottrunk, meinem ganz persönlichen Geheimtipp. Wichtig zu wissen: ob mit der Nahrung, in Kapsel- oder Pulverform ist egal. Aber: Viele Hersteller werben mit einer großen Anzahl an Mikrobakterien. Besonders viele und verschiedene Bakterienstämme sind aber nicht immer wirksamer. Viel wichtiger ist es, dass die Probiotika aus einer natürlichen Quelle stammen.

13 Wasser marsch! Okay, den Satz hat jeder von uns schon mal gehört: »Hast du genug getrunken?«. Und gefühlt jeder Promi in Hollywood erklärt sein tolles Aussehen damit. Aber Tatsache ist: Ausreichend trinken – und damit meine ich zwei Liter stilles Wasser (Sprudel ist wegen der Kohlensäure eher ungut) oder Kräutertee am Tag – ist extrem wichtig. Um die Verdauung zu unterstützen, dem Körper die besten Voraussetzungen zum einwandfreien Funktionieren zu geben und natürlich, damit auch du den perfekten Hollywood-Glow bekommst!

14 Move it Baby Runter von der Couch! Bewegung wie Yoga, Walking oder regelmäßige Spaziergänge fördern die Verdauung und halten sie in Schwung. Also such dir etwas, das dir richtig Spaß macht – egal ob Tanzen oder ein Shopping-Spaziergang mit jeder Menge Schritten!

15 Oooom Stress – nein danke! Denn der kann den Darm belasten und dich im wahrsten Sinne des Wortes grummelig werden lassen. Finde also deinen Weg, um Stress abzubauen und deinen Geist zu beruhigen. Meditation, Atemübungen oder einfach nur ein gemütliches Bad können Wunder wirken!

 # 16 Ferment – gib mir Saures! Ob Sauerkraut aus Deutschland, Kimchi aus Korea oder Misopaste aus Japan, fermentierte Lebensmittel sind gerade total in. Also rein damit in deinen Kühlschrank! Der Foodtrend geht auf die jahrhundertealte Tradition zurück, Gemüse und andere Nahrungsmittel mithilfe »guter« Mikroorganismen (Bakterien, Hefepilze oder auch Enzyme, die die Zutaten während des Gärprozesses verändern) haltbar zu machen. Das Ergebnis kann sich sehen lassen: Fermentiertes Gemüse ist reich an wertvollen Vitaminen und Mineralstoffen und deshalb – ja, richtig geraten – besonders gesund, fördert die Verdauung und besitzt eine antibakterielle Wirkung.

 # 17 Schmerztabletten-Turbo-Hack Lege dich nach der Einnahme auf die rechte Seite, so wirkt die Schmerztablette bis zu zehnmal schneller. Denn sie muss erst durch den Magen, wo sie aufgelöst wird, um dann im Zwölffingerdarm aufgenommen zu werden. Da der Magenausgang rechts liegt, geht dieser Vorgang schneller.

 # 18 Lieber Gemüse als Obst Ich tendiere auch eher zu Gemüse als Obst, denn Obst enthält viel Zucker – und das ist wiederum nicht gut für den Blutzuckerspiegel.

 # 19 Kau Dich schlau oder: Verdauung beginnt im Mund Hastig schlingen? Besser nicht! Denn Kauen macht schlau! Tatsache ist, dass Kauen die Durchblutung des Gehirns anregt – auch Hirnareale, die mit dem Gedächtnis in Verbindung stehen. On top aktiviert jeder Bissen die Verdauungssäfte des Körpers, zersetzt bereits im Mund Kohlenhydrate und löst eine clevere

Zusammenarbeit zwischen dem Kauapparat und dem zentralen Nervensystem aus. Parallel schlucken wir die Mundbakterien (das »Mundmikrobiom), die im weiteren Prozess der Verdauung helfen.

 # 20 Antibiotika nur im Notfall Das hat einen Grund, denn Antibiotika töten nämlich nicht nur die schädlichen, krankheitserregenden Bakterien im Körper ab, sondern auch die guten, die unsere Darmflora bilden. Damit fehlen die für die Verdauung nötigen Mikroorganismen, und »böse« Keime können sich ungehindert vermehren.

 # 21 … und satt Durch zu schnelles Kauen und Schlucken wird das Sättigungsgefühl viel zu spät wahrgenommen. Also am besten mitzählen und jeden Bissen etwa dreißigmal kauen. Das Kauen zerkleinert die Nahrung mechanisch und macht sie leichter verdaulich. Zudem befinden sich im Speichel Verdauungsenzyme, wie Amylase, die bereits im Mund mit dem Abbau von Kohlenhydraten beginnen. Wenn die Nahrung nicht ausreichend gekaut wird, haben diese Enzyme weniger Zeit, ihre Arbeit zu verrichten, was die Verdauung im weiteren Verlauf beeinträchtigen kann. Diese schlecht gekaute Nahrung kann dann das Wachstum schädlicher Bakterien fördern, unser Darmmikrobiom negativ beeinflussen und Symptome wie Blähungen, Durchfall, Verstopfung und Entzündungen begünstigen.

Mental Health – wir müssen reden …

»Wenn wir Schmerzen oder eine fiese Erkältung haben, gehen wir in der Regel zum Arzt. Was aber, wenn unsere Seele verletzt ist oder wir ein psychisches Problem haben?«

IT'S OKAY TO BE NOT OKAY!

Viele scheuen bei seelischen Tiefen und Problemen den Weg, sich Hilfe zu holen. Aus Scham oder auch aus Unwissen. Doch die psychische Gesundheit darf man nicht unterschätzen. Sie ist sehr wichtig, damit du gut und gesund leben kannst. Auch mir ging es extrem schlecht. Und das ist auch ein Grund, weshalb ich dieses Buch schreibe. Ich möchte dir den Rat geben, unbedingt Hilfe zu suchen, wenn du dich psychisch nicht auf der Höhe fühlst. Denn oft ist das ein guter Weg, um dem Grau zu entkommen.

ALINAS STORY:
ICH HATTE SELBST EINE ANGSTSTÖRUNG

Auch wenn du jetzt denkst, dass bei mir doch alles super in Ordnung ist – es gab auch andere Zeiten. Zeiten, in denen ich mich kaum noch aus dem Haus traute. Ich spreche hier aus tiefstem Herzen zu dir! Egal was es ist, wie schlecht es dir geht oder wie grau die Welt aussieht, es wird alles gut! Ich möchte meine Geschichte mit dir teilen, denn vielleicht findet sich ja der ein oder andere darin wieder.

Ja, es gab Jahre, da ging es mir wirklich nicht so gut. Ich litt unter einer generalisierten Angststörung. (Dabei ist die Angst nicht auf eine bestimmte Sache wie Höhe, Enge oder Tiere fokussiert, hier hat man Angst vor allen möglichen Situationen und Dingen.) Zudem habe ich dann eine Herzneurose entwickelt. Wie das kam?
Ich war schon immer eher ein vorsichtiger Mensch und lange ein ängstlicher Typ. Schließlich waren es nicht mehr nur normale Ängste, die mich quälten, sondern ich entwickelte Angst vor der Zukunft, vor dem, was andere über mich denken, allein vor die Tür zu gehen und auch die Angst davor, an einer schlimmen Krankheit zu leiden (Hypochondrie). Menschen mit Hypochondrie haben eine übermäßige Angst vor Krankheiten und interpretieren normale Körpersignale oft als schwerwiegend. Ich habe mir damals Krankheiten wie Krebs, Herzschwäche oder Diabetes eingebildet. Das ging so weit, dass sich mein ganzer Tagesablauf um diese Krankheiten drehte. Ich beschäftigte mich lieber mit Behandlungsmethoden von Krebs als mit der neusten *Bravo*-Ausgabe. Man steigert sich da so sehr rein, dass man das wirklich irgendwann glaubt. Das hat mich extrem belastet. Woher das genau kam? Ich weiß es nicht wirklich. Ich hatte als Baby mehrere gesundheitliche Probleme und musste zahlreiche Untersuchungen und Blutabnahmen über mich ergehen lassen – vielleicht hat auch das mich beeinflusst. Denn auch Babys und Kleinkinder nehmen oftmals mehr wahr, als man meinen würde.
Nach der Trennung meiner Eltern bin ich nur noch tiefer in diese Abwärtsspirale geraten. Für mich brach meine kleine heile Welt zusammen. Ich war Einzelkind, und meine Eltern und ich waren immer ein Dreier-Team. Danach rutschte ich in eine andere Rolle, war ein wenig der Versorger für meine Mama und meinen Papa. Ich habe versucht, für beide da zu sein. Ich wollte sie trösten und stärken, aber ich

glaube, das hat mich kaputt gemacht. Und das war der Beginn meiner Herzneurose. Das heißt, ich hatte Angst, herzkrank zu sein. Ich konnte nicht mal mehr allein einschlafen, weil ich Panik hatte, dass ich nicht mehr aufwachen würde. Also brauchte ich immer jemanden an meiner Seite, der da war und mir Sicherheit gab. Zudem fing ich an, auf viele Dinge im Alltag zu verzichten. Ich habe Sport vermieden oder Dinge, die vermeintlich Herzrhythmusstörungen auslösen. Die hatte ich übrigens tatsächlich. Kleine Stolperer im Brustbereich und zeitweise auch Herzrasen mit einem Puls von mehr als 220 über einige Stunden mit Notärzten, Krankenhausaufenthalten und allem Drum und Dran. Organisch war alles in Ordnung. Mir wurde klar, dass ich so nicht leben kann – mit dieser ständigen Angst und Abhängigkeit. Angst ist der schlimmste Feind, den man haben kann. Man hat keinen Spaß mehr am Leben, will nicht mehr raus, nicht mehr reisen und so weiter. Es ist ein Teufelskreis. Eine Spirale, die einen immer tiefer nach unten zieht. Und je mehr du vermeidest, desto tiefer rutschst du.

Deshalb entschied ich mich selbstständig für eine Therapie bei einer Psychologin. Und egal wie »uncool« das klingen mag – es war das Beste, was ich je hätte tun können! Nur den richtigen Therapeuten zu finden, war gar nicht so leicht. Ich habe ganz bewusst online recherchiert. Geguckt, wer mir vom Foto her gefiel, wer nett aussah. Das ist ganz wichtig, denn du musst dich bei einem Therapeuten wohlfühlen! Also nicht gleich den erstbesten nehmen.Suche dir deinen Therapeuten unbedingt nach dem Bauchgefühl aus. Denn nur dann kann man sich wirklich öffnen. Und noch ein Tipp: Du musst nicht dem Therapeuten gefallen. Erzähle alles offen und ehrlich, lass alles raus, sonst lügst du dir nur in die eigene Tasche.

Therapieformen gibt es wie Sand am Meer. Aber welche Therapie ist die richtige? Das ist eine ziemlich individuelle Entscheidung. Ich bin in eine Verhaltenstherapie gegangen. Die Therapie dauerte circa ein Jahr mit wöchentlichen Sitzungen. Das war ganz schön viel Arbeit und auch mental eine große Herausforderung. Es hat mir so gutgetan, ich konnte mir alles von der Seele reden und den ganzen Ballast loswerden. Das Schwierigste war, meine Ängste anzugehen. Ich musste damals alles, wovor ich Angst hatte, auf einen Zettel schreiben. Und dann musste ich mich mit diesen Ängsten konfrontieren. Das nennt man Exposition – ganz bewusst Angstverursacher aufschreiben und diese dann durchführen. Ganz klassisch bei Höhenangst wäre zum Beispiel in den obersten Stock eines Hochhauses zu fahren und sich der Angst zu stellen.

Viele werden sich jetzt fragen, ob ich schon mal Antidepressiva eingenommen habe. Ja, das habe ich tatsächlich. Aber nur ein paar Wochen lang, und zwar in einer Phase, in der ich sehr labil war. Ich habe mich damit nicht unbedingt wohlgefühlt, auch weil ich damit beispielsweise nicht mehr gut schlafen konnte. Aber man kann das nicht pauschalisieren, die Wirkung ist tatsächlich von Person zu Person sehr unterschiedlich.

Langfristig ist meiner Meinung nach die beste Lösung, dass man versuchen sollte, selbst glücklich zu werden und sich in der eigenen Haut wohlzufühlen. Und genau deshalb möchte ich dir zeigen, wie man wieder ein glücklicher Mensch wird und zufrieden durchs Leben gehen kann.

Klar wird es immer wieder Herausforderungen geben, und diese Geschichte wird auch immer ein Teil von mir sein, aber sie hat mich stärker gemacht, und ohne sie wäre ich nicht die Lini, die ich heute bin. Auch mein Medizinstudium hat es mir manchmal nicht unbedingt einfach gemacht, denn auch hier befasst man sich häufig mit Krankheiten und Symptomen. Aber das habe ich auch gewuppt!

Heute kann ich sagen: Mein Leben hat sich um 180 Grad gewendet. Und genau das will ich dir an die Hand geben. Dir sagen, dass du wirklich alles schaffen kannst im Leben. Also glaube an dich: Wenn es mal Zeiten gibt, wo du denkst, du machst mehr für andere als für dich selbst, ist es an der Zeit, Grenzen aufzuzeigen.

Mental-Health-Themen gehen uns alle an. Wenn du merkst, dass es dir nicht gut geht, dann unternimm etwas dagegen! Vertraue dich jemandem an, suche dir Hilfe!

Verhaltenstherapie versus tiefenpsychologische Therapie

Der Grundgedanke bei der Verhaltenstherapie ist, dein Verhalten zu ändern. Dabei bekommst du Strategien an die Hand, die du in deinen Alltag integrieren kannst. Die Verhaltenstherapie bricht also alte Verhaltensmuster auf und bringt dir neue bei, damit du besser und sicherer durch den Alltag kommst.

Bei der tiefenpsychologischen Therapie geht es um das Hinterfragen von Dingen. Woher kommt etwas? Welche Dinge hast du in der Kindheit oder im Mutterleib erfahren? Wie genau hast du eine Situation erlebt? Dabei versucht man, Wunden von früher zu schließen, indem man darüber spricht.

Was passiert beim Therapeuten? Bei mir war es so, dass man sich gegenübersaß. Meine Therapeutin stellte dann gewisse Fragen. Zum Beispiel was passiert ist, was mich beschäftigte, wie es mit den Eltern oder Freunden lief.

Wie lange dauert eine Therapie und wann weiß man, dass sie beendet ist?

Der Therapeut testet einen immer wieder, um zu sehen, welche Fortschritte man gemacht hat. Die Dauer der Therapie richtet sich danach, wie schnell du etwas umsetzt. Bei mir war es knapp ein Jahr. Am Ende habe ich mich dort sehr wohlgefühlt und bin schon wie ein kleiner Sonnenschein reingekommen. Meine Therapeutin sagte mir dann, dass ich so weit sei und ich meinen Platz nun an jemand anderen weitergeben könne. Aber keine Angst, wenn du das Gefühl hast, dass du ab und an noch Unterstützung brauchst, wenn es dir nicht optimal geht – man hat immer die Option zurückzukehren oder bei kleinen Hürden Kontakt aufzunehmen.

Ob ich Angst habe, dass es wiederkommt? Ich mache mir natürlich Gedanken und denke darüber nach, wie es war. Aber ich glaube, irgendwie ist es auch ein Teil von einem. Dinge, die einen beschäftigen, werden immer Teil des Lebens sein. Deshalb habe ich auch keine Angst davor, dass solche Gefühle manchmal wiederkommen könnten. Das Ganze ist inzwischen fast fünf Jahre her. Klar, jeder hat einmal schlechte Tage. Auch ich. Aber heute überwiegen eindeutig die guten. Heute habe ich 320 gute Tage. Früher war das eher umgekehrt – da hatte ich 320 schlechte Tage.

Mental Health – worauf zu achten ist!

Was ich aus meiner Geschichte gelernt habe? Das Leben ist ja ein kleines Spiel – und ich will auch spielen, glücklich sein und Dinge schätzen lernen. Seitdem ich mir das bewusst gemacht habe, versuche ich, jeden Tag zum besten meines Lebens zu machen. Damit ich am Ende zurückblicken und glücklich sein kann. Was also kannst du tun, damit es dir gut geht? Hier meine drei Dinge, die für mich wichtig sind und die ich in den Alltag einbaue, damit ich psychisch gesund bleibe:

1. Routinen: An ihnen halte ich mich fest (ganz wichtig!!!). Das ist ganz individuell und kann alles sein. Von der Essensroutine über ein Sportprogramm, einen täglichen Spaziergang oder auch das Hören eines Podcasts. Routinen geben einem viel Sicherheit, weil man sich daran orientieren kann und sie eine gewisse Gleichförmigkeit in den Alltag bringen.
2. Sport: Dabei kann ich meine Emotionen und negativen Gefühle rauslassen, aber auch alles, was im Alltag passiert. Für mich ist das ein perfekter Weg, um zur Ruhe zu kommen. Und genau das macht mich so glücklich. Für dich kann das aber auch etwas ganz anderes sein.
3. Atmung: Unterschätz niemals deine Atmung! Sie hilft dir, innezuhalten, in dich hineinzuspüren und auch, um auf Dauer glücklicher zu sein. Nimm dir deshalb bewusst jeden Tag zwei bis drei Minuten Zeit dafür. Setz dich hin und reflektiere über deinen Tag. Was war besonders schön? Das können auch Kleinigkeiten sein, wie »Die Mango heute war superlecker« oder »Die Blume im Park hat so gut gerochen«. Atme zwei Minuten bewusst in den Bauch, um den Parasympathikus – das ist unser entspannendes Nervensystem, der Teil also, der dich runterbringt – anzuregen.

Also, noch einmal mein dringender Rat: Wenn es dir persönlich nicht gut geht, dann such dir immer Hilfe und versuche, dich Menschen anzuvertrauen. Es gibt gar keinen Grund, sich zu schämen.

Daneben gibt es gibt es eine ganze Menge Dinge, die du zur Unterstützung deiner psychischen Gesundheit in den Alltag einbauen kannst. Gerade dann, wenn du das Gefühl hast, dass es dir nicht gut geht:

Bauchatmung

Wenn du merkst, dass du einen stressigen Tag hast, dann nimm dir fünf Minuten Zeit für dich – und jetzt bitte keine Ausreden, diese fünf Minuten hat wirklich jeder! – und führe mal die Bauchatmung durch. Wenn wir gestresst sind, atmen wir nämlich oft nur kurz und nicht tief in die Brust ein. Dabei ist die Bauchatmung wichtig für unser Nervensystem und unseren Parasympathikus, das ist, wie eben schon erwähnt, der Teil des Nervensystems, der uns runterbringt. Du kannst das ganz bewusst einmal zu Hause machen. Leg eine Hand auf Brust, die andere auf deinen Bauch. Atme nun langsam – für etwa fünf Sekunden – in den Bauch ein und spüre, wie dein Bauch sich hebt. Halte deinen Atem kurz an und atme dann für etwa fünf Sekunden wieder aus. Wiederhole das immer wieder in jenen Momenten, in denen du dich unwohl fühlst. Du wirst merken, wie du mit der Zeit immer schneller wieder zur Ruhe kommst und dich selbst beruhigen kannst.

WISSENS-FACT

Das passiert im Körper, wenn wir in den Bauch atmen

AKTIVIERUNG DES PARASYMPATHIKUS

Die Bauchatmung stimuliert das parasympathische Nervensystem, auch bekannt als der »Ruhe- und Verdauungsmodus«. Hierdurch wird der Körper in einen Zustand der Entspannung versetzt.

REDUZIERUNG DER STRESSHORMONE

Durch die tiefe Bauchatmung wird die Produktion von Stresshormonen wie Cortisol und Adrenalin verringert. Dies hilft, den physiologischen Stress im Körper zu reduzieren, und fördert ein Gefühl der Ruhe und des Wohlbefindens.

VERBESSERUNG DER SAUERSTOFFVERSORGUNG

Durch die Bauchatmung wird mehr Sauerstoff in den Körper transportiert. Dies kann dir helfen, Spannungen und Stress abzubauen, da eine ausreichende Sauerstoffversorgung dazu beiträgt, die Funktion des Gehirns und des Nervensystems zu optimieren.

FOKUSSIERUNG AUF DEN MOMENT

Indem du dich auf deine Atmung konzentrierst und auf den Moment fokussierst, lenkst du dich von belastenden Gedanken und Sorgen ab.

UNTERSTÜTZUNG DER VERDAUUNG

Durch tiefe Bauchatmung wird der Magen-Darm-Trakt massiert, was die Verdauung fördern kann. Eine gute Sauerstoffversorgung unterstützt auch die Aufnahme von Nährstoffen und die Ausscheidung von Abfallstoffen.

Neben der Bauchatmung gibt es noch anderes, worauf du achten kannst. Wichtig ist zum Beispiel auch, wie deine Persönlichkeit tickt.

Introvertiert oder extrovertiert?

Wenn du eher introvertiert bist, also viel Kraft aus dir selbst ziehst, wenn du deine Me-Time hast, dann kannst du Dinge tun wie beispielsweise abends auf der Couch lesen.

Bist du eher extrovertiert, dann tankst du vielleicht eher Kraft, wenn du unter Menschen bist. Also raus mit dir – und lade so deinen Akku wieder auf.

Wenn du das erst einmal herausgefunden hast, dann kannst du sehr viel für deine Psyche tun. Ich zum Beispiel bin eine totale Mischung, das gibt es nämlich auch. Dann kann man die Zeit genießen, wenn man mit Menschen zusammen ist, aber auch Kraft daraus ziehen, wenn man abends allein auf dem Sofa sitzt und liest.

Lesen

Das ist übrigens auch super für deine Psyche. Such dir ein Buch, das dich interessiert. Für mich sind das beispielsweise Bücher über Psychologie. Ich liebe es, dadurch mehr über mich selbst zu erfahren. Es kann aber auch ein spannender Krimi sein oder ein Podcast. Da gibt es ganz viele tolle, die der Seele guttun. Oder baue täglich eine Meditation in deinen Alltag ein.

ALINAS TIPP: GIRL-DINNER ODER COFFEE-DATE MIT SICH SELBST

Mein Lieblings-Healthy-Habit-Psychotipp ist tatsächlich, dass man auch mal ein Dinner- oder Coffee-Date mit sich selbst einbaut. Es ist anfangs wirklich eine absolute Herausforderung, sich allein in ein Café oder Restaurant zu setzen und nur für sich zu bestellen. Aber du wirst es ganz sicher lieben, vor allem wenn du etwa auf Soloreise bist. Das sind anfangs große Herausforderungen, aber so kannst du dich immer näher an deine Ziele heranarbeiten und diese Routinen und Habits nach und nach in deinen Alltag integrieren.

In Akutsituationen wie Panikattacken oder großer Verzweiflung ist Lesen sicher nicht die erste Wahl. Hier bietet die folgende Methode eine praxisbewährte Soforthilfe.

Die 5-Dinge-Methode

Das kennst du bestimmt auch. Diese Momente, in denen du dich plötzlich total verloren fühlst, Angst hast oder nicht so recht weißt, wie es weitergehen soll. Eine gute Möglichkeit, in so einem Moment auf andere Gedanken zu kommen ist die 5-Dinge-Methode. Ich erkläre dir, wie sie funktioniert:

Zähle in so einer Situation jeweils fünf Dinge auf, die du gerade sehen, schmecken, riechen, fühlen und hören kannst. Zum Beispiel: »Ich sehe ein Haus, einen Baum …« »Ich schmecke Schokolade, Kaffee …« »Ich rieche frisch gebackenen Kuchen, mein Parfum, den Duft einer Blume …« »Ich fühle den Stoff meines Pullovers, meine Haare …« »Ich höre das Rascheln der Blätter, Musik …«

Du stoppst dadurch dein Gedankenkarussell ab, indem du dich ablenkst. Danach sollte es dir eindeutig besser gehen, sonst wiederhole die Übung noch einmal.

Mindset

Ein gesunder Körper benötigt auch einen gesunden Geist. Mit der richtigen Einstellung und Denkweise – also deinem Mindset – kannst du alles erreichen. Und damit meine ich auch wirklich ALLES! Denn positive Affirmationen steigern dein Selbstwertgefühl und verankern sich mit der Zeit in deinem Gehirn.

Das Allerwichtigste ist, wie du mit dir selbst umgehst, denn nur dann kannst du auch für andere da sein. Studienergebnisse zeigen, dass unsere Zellfunktionen durch unsere Gedanken und Worte beeinflusst werden. Häufig ist es doch so, dass wir aus Gewohnheit schlecht und negativ mit uns sprechen, anstatt unsere Worte bewusst positiv zu wählen. Warum also nicht neue Gewohnheiten etablieren und gut mit sich umgehen, sich selbst Zuspruch geben und Körper und Geist mit den eigenen Worten unterstützen? *Selflove is the key! Just try it!*

MIND-HACKS

 # 22 Journaling – nicht nur bei Biohackern beliebt Das Aufschreiben von Zielen, Gedanken und To-do-Listen hilft dir, Ordnung in deinen Geist zu bringen. Vor allem, wenn sich dein Gedankenkarussell besonders gern nachts dreht und dich vom Einschlafen abhält.

 # 23 Dankbarkeitstagebuch Führe ein Dankbarkeitstagebuch und notiere täglich drei Dinge, für die du dankbar bist – das kannst du auch wunderbar mit dem Journaling verbinden.

 # 24 Soziale Kontakte nicht vergessen! Sie sind extrem wichtig für eine gesunde Psyche. Also pflege dein Sozialleben, triff dich mit Familie und Freunden und sieh zu, dass ihr regelmäßig in Kontakt bleibt. Übrigens ist dieser Punkt auch ein Longevity-Kriterium, denn Studien haben gezeigt, dass Sozialkontakte sich positiv auf die Gesundheit und die Lebenserwartung auswirken.

Glow to Go – deine Haut

LET'S TALK ABOUT SKIN

Du willst einen makellosen Teint und den perfekten Glow? Dann lass uns mal über unsere Haut sprechen! Was hat es mit ihr eigentlich auf sich? Und, was kannst du tun, damit du dich in und mit ihr wohlfühlst?

Das kennst du bestimmt auch: Wenn du erschrickst, bist du vielleicht plötzlich kreidebleich, wenn dir etwas peinlich ist, dagegen knallrot. Wenn du Angst hast, bricht im wahrsten Sinne des Wortes der Angstschweiß aus. All diese Dinge haben etwas mit unserer Haut zu tun. Aber auch Beziehungsprobleme oder Stress spiegeln sich häufig auf der Haut wider. So kann die Ausschüttung von Stresshormonen das Immunsystem schwächen und zum Beispiel Neurodermitis, Pickel oder Haarausfall triggern.

Auch Berührungen spielen eine wichtige Rolle für uns, unsere Haut und in unserer Entwicklung. Studien zeigen, dass Menschen, die als Kinder viel von ihren Eltern umarmt und liebkost wurden, bessere und stabilere Beziehungen und mehr Selbstvertrauen haben als Menschen, die nur wenig körperliche Nähe erfahren durften. Auch als Erwachsene brauchen wir Hautkontakt – um Energie zu tanken, Stress abzubauen oder uns geliebt zu fühlen.

Das ist aber noch lange nicht alles. Studien zeigen auch, dass die Haut sogar imstande ist, körpereigene Cannabinoide und Antibiotika zu produzieren, um sich so selbst gesund zu erhalten. Sogar Krankheiten verrät sie, indem der Körpergeruch sich verändert.

Aber zunächst einmal die harten Fakten: Wusstest du zum Beispiel, dass die Haut mit fast zwei Quadratmetern Fläche nicht nur unser größtes Organ, sondern auch eines der wichtigsten und vielseitigsten ist? Sie hat nämlich jede Menge Funktionen. Sie ist ein wichtiges Sinnesorgan, wirkt als Temperaturregulation und ist Schönheitsmerkmal zugleich. Sie schützt uns vor Kälte, Hitze und UV-Strahlen, ist eine Vitamin-D-Fabrik, wehrt Eindringlinge wie Bakterien, Viren und Pilze ab und kann sich sogar selbst reparieren. Sie besteht mikroskopisch aus drei Schichten. Alle drei sind miteinander verbunden, haben aber verschiedene Aufgaben:

- Oberhaut (Epidermis): Sie ist quasi unser Panzer. Eine mehrlagige Schicht aus Hornzellen, die uns vor Umwelteinflüssen schützt. Darunter liegt unser ganz persönlicher Schattenspender, die Basalzellschicht, in der die Melanozyten sitzen. Diese wiederum sind zuständig für den Farbstoff Melanin, der uns bräunt und so das empfindliche Erbgut der Zellen vor Schäden schützt. Und noch eine wichtige Aufgabe hat die Epidermis. Sie schützt uns vor dem Austrocknen, denn ohne sie würden wir rund 20 Liter pro Tag allein durch Verdunstung verlieren.
- Lederhaut (Dermis): Der Superstoff besteht aus einem elastischen und zugleich reißfesten Fasergeflecht und bildet das Gerüst der Haut. Die Dermis enthält Fibroblasten, Kollagen- und Elastinfasern, die die Haut kräftig

und elastisch machen. Hier liegen unter anderem Adern, Talg- und Schweißdrüsen, Lymphgefäße sowie Zellen zur Immunabwehr. Über zapfenförmige Verbindungen ist sie eng mit der Epidermis verknüpft und versorgt diese mit Nährstoffen und Sauerstoff.
- Unterhaut (Subcutis): sozusagen unser Polster. Lockeres Bindegewebe und Fettzellen bilden die unterste Hautschicht, die als Kälteschutz und Energiespeicher dient. Das bewegliche Fettgewebe schützt zudem Knochen, Muskeln sowie Organe vor Druck und Wärmeverlust. Ein dichtes Nervennetz durchzieht die Unterhaut und leitet Sinnesempfindungen in alle Hautschichten weiter.

Ein faszinierender Fact zu unserer Haut: Sie erneuert sich rund um die Uhr. Da bekommt die Redewendung »in einer anderen Haut stecken« eine ganz handfeste Bedeutung.Tatsächlich erneuert sich unsere Haut regelmäßig, denn die Hornschicht an der Hautoberfläche nutzt sich schnell ab. Jeden Tag verlieren wir bis zu 14 Gramm abgestorbener Hautzellen. In der Basalzellschicht bilden sich daher laufend neue Hautzellen, die innerhalb von vier Wochen verhornen und an die Hautoberfläche wandern. Nach nur einem Monat haben wir also eine komplett neue Haut. In 80 Jahren Lebenszeit wechseln wir sie rund 1000-mal.

Das Schutzprogramm

Die Schutzfunktion der Haut ist eine ihrer wesentlichen Aufgaben. Die Haut wird durch eine Barriere geschützt, die sie vor Feuchtigkeitsverlust, aber auch vor Keimen schützt.

Diese Hautschutzbarriere besteht aus mehreren Komponenten: dem Fett aus den Talgdrüsen, den Ceramiden aus der Epidermis selbst und dem dermalen Mikrobiom. Und dann wäre da noch der Schutzfilm auf unserer Haut: der Säureschutzmantel. Er besteht aus einer feinen Schicht Talg und Schweiß, bedeckt die gesamte Hautoberfläche und schützt uns vor Krankheitserregern und Schadstoffen aus der Umwelt, die Allergien und Reizungen auslösen. Je nach Hautregion beträgt sein pH-Wert 4,6 bis 6,0 – das liegt im sauren Bereich, daher auch der Name. Wichtig: Durch übermäßiges Waschen kann dieser Schutzfilm zerstört werden. Deshalb am besten pH-neutrale Duschgele und Waschlotionen verwenden.

WISSENS-FACT
Hautmikrobiom

Du bist nicht allein! Auf deinem Körper tummelt sich nämlich ein unvorstellbar großer Bakterienzoo – ein faszinierendes Ökosystem. Es ist so einzigartig wie ein Fingerabdruck und variiert je nach Körperstelle und individuellen Faktoren wie Genetik und Lebensstil. Insgesamt findest du auf deiner Haut mehr Mikroorganismen, als es Menschen auf der Welt gibt – bestehend aus Bakterien, Pilzen und Viren, das sogenannte Mikrobiom. Und das spielt eine entscheidende Rolle, wenn es um gesunde Haut und einen gesunden Körper geht. Das Mikrobiom unterstützt die Barrierefunktion der Haut, indem es hilft, das Eindringen von schädlichen Keimen zu verhindern und das Immunsystem zu stärken. Es ist auch zuständig für die Regulation des pH-Wertes und ist an der Produktion von Hautfetten beteiligt. Daher ist es extrem wichtig, auf ein gutes Hautmikrobiom zu achten. Faktoren wie Stress, Umweltverschmutzung, aber auch Pflegeprodukte können das Gleichgewicht des Mikrobioms beeinflussen.

Und jetzt stellst du dir bestimmt die Frage, wie du deine Haut schützen und ihre Alterung verlangsamen kannst. Da gibt es so einiges!

Das Wichtigste zuerst: Aufpassen mit der Sonne, denn sie ist die Hauptursache für Fältchen, Pigmentverschiebungen und Co.

Sommer, Sonne, Sonnenschein – wir alle lieben den Sommer! Und die Sonne hat positive Effekte auf unsere Gesundheit. Sie ist essenziell für die Produktion von Vitamin D, das eine wichtige Rolle für die Knochengesundheit und das Immunsystem spielt. Aber, und hier kommt das große Aber, und ich denke, ich erzähle dir hier nichts Neues: Die UV-Strahlen der Sonne können auch Hautschäden verursachen und gelten als einer der Hauptfaktoren für umweltbedingte, vorzeitige Hautalterung und -krebs.

Wer kritisch versucht, sich zum Thema Sonnenschutz zu informieren, gerät unvermeidlich in einen Zwiespalt: Zum einen trägt die UV-A- und UV-B-Strahlung im Sonnenlicht zur Hautalterung bei und kann die Entstehung von Hautkrebs begünstigen. Zum anderen ist UVB-Strahlung die wichtigste Quelle für die Bildung von Vitamin D – einem für die Gesundheit sehr wichtigen Prohormon im menschlichen Körper. Das macht die Sache kompliziert. Auf der einen Seite stehen die Sonnenschutz-Hardliner: Für sie kann die Sonnencreme gar nicht dick genug aufgetragen werden. Auf der anderen Seite stehen zahlreiche Ärzte und Wissenschaftler, die die Wichtigkeit einer ausreichenden Vitamin-D-Versorgung betonen. Eine gezielte Sonnenexposition oder Supplementierung mit Vitamin D sei unbedingt anzuraten, weil damit Tausende von Beschwerden und ernsthafte Krankheitsfälle verhindert werden könnten. Nun stellt sich die Frage, was ist denn richtig? Sonne oder nicht? Wie soll ich mich verhalten?

Meiner Meinung nach kommt es auf das richtige Maß an. Angst vor der Sonne oder ein vollständiges Vermeiden von Sonnenlicht ist aus meiner Sicht nicht notwendig – und auch nicht gesund. Wichtig ist, lange und ungeschützte Aufenthalte in der sommerlichen Mittagssonne und vor allem Sonnenbrände zu vermeiden. Das Thema Vitamin D solltest du auf jeden Fall ernst nehmen, zumal eine mangelhafte Versorgung oft nicht bemerkt wird, weil sie nur unspezifische Symptome wie Müdigkeit oder erhöhte Infektanfälligkeit mit sich bringt. Deswegen empfehle ich dir, regelmäßig deinen Vitamin-D-Spiegel etwa beim Arzt bestimmen zu lassen. Anhand deiner Blutwerte lässt sich gut abschätzen, ob und in welcher Dosierung du ein Vitamin-D-Präparat einnehmen solltest. (Ich zum Beispiel supplementiere regelmäßig mit 2000 IU Vitamin D_3 + K_2.)

Hier sind meine drei goldenen Sonnenregeln:

- In der Mittagszeit im Schatten bleiben. (Hier ist die Sonne am intensivsten.)
- Auf hochwertigen Sonnenschutz achten: Lichtschutzfaktor 30–50 mit UVA- und UVB-Schutz sind ideal.
- Schützende Kleidung tragen: Bedecke Hautpartien, die der Sonne ausgesetzt sind, mit Kleidung und Hüten.

Und nun noch einmal zurück zu den negativen Seiten der Sonne: UV-Licht treibt die Glykation in der Haut voran. Es begünstigt die Ansammlung von sogenannten AGEs (Advanced Glycation End Products sind komplexe Moleküle, die als Nebenprodukte einer chemischen Reaktion zwischen Proteinen und Zuckern entstehen), verstärkt deren schädigende Effekte und löst oxidativen Stress aus. Und damit wären wir bei einem weiteren wichtigen Thema, das deine Haut schneller altern lässt – der sogenannten Verzuckerung.

Hey Sugar Baby: Zu viel Süßes – kein Zuckerschlecken für die Haut

Dass uns Zucker nicht guttut, ist bekannt. Aber wusstest du, dass er auch für deine Falten mitverantwortlich ist? Nicht nur in puncto Ernährung, sondern auch bei der Schönheit spielt Zucker eine entscheidende Rolle – nämlich als Beautykiller Nr. 1. Denn die Glykation, also die »Verzuckerung der Haut«, lässt unsere Haut schneller altern. Das Problem an dem süßen Zeug: Bis zu einem gewissen Grad ist die Glykation ein ganz natürlicher Vorgang im Körper, aber isst du zu viel davon, kann das den Turbo reinbringen. Dann passiert Folgendes: Die Zuckermoleküle gelangen über die Blutgefäße in die Haut, verbinden sich dort mit den Fasern und Proteinen unserer Hautstrukturen – vor allem mit den Kollagen- und Elastinfasern – und verkleben sie. On top kommt es zu oxidativem Stress in deinen Zellen und zur Bildung freier Radikale. Die Haut verliert an Spannkraft, Elastizität und Falten entstehen, oder sie wird ölig. Zusätzlich reduziert die Glykation den Wassergehalt der Haut, was zu fahlem Teint oder Augenringen führen kann.

WISSENS-FACT
Der Glykationsprozess – Verzuckerung

Die innere Glykation findet im Blutkreislauf statt. Unser Körper erzeugt die für Stoffwechselprozesse benötigten Zuckermoleküle bei der Zufuhr von Zucker. Wird das Blut mit zu viel davon bedient, steigt der Blutzuckerspiegel rapide an. Die überschüssigen Zuckermoleküle lagert der Körper ein und reagiert mit körpereigenen Proteinen (Kollagenen) und Fetten (Lipiden) darauf. Bei diesem Prozess heften sich die Zuckermoleküle an die Protein- und Fettzellen, verbinden sich dauerhaft mit ihnen und werden zu den schon genannten AGEs (*advanced glycation end-products,* also Glykations-Endprodukte). Durch die AGEs verhärten sich die Haut und das Bindegewebe, und die Haut verliert ihre Fähigkeit zur gesunden Zellerneuerung. Feine Linien und Falten kann der Körper durch die starren Verbindungen nicht mehr eigenständig ausgleichen, sie bleiben sichtbar.
Durch die Schädigungen der Strukturproteine Kollagen und Elastin kann die Haut kaum noch Feuchtigkeit speichern oder sich regenerieren. Sie wird trocken. Dann können feine Risse entstehen, also die perfekte Voraussetzung für Entzündungen. Die Haut verliert nach und nach an Spannkraft und Elastizität, Fältchen entstehen, und sie sackt nach unten *(Sagging)*. Das alles geschieht wesentlich schneller, als es biologisch vorgesehen war: Die Haut altert quasi in Höchstgeschwindigkeit.

Während die innere Glykation langsam durch den natürlichen Hautalterungsprozess geschieht, hast du das Ausmaß der äußeren Faktoren selbst in der Hand. Hier ein paar Tipps, was du tun kannst:

- Der wichtigste Punkt: Lebensmittel mit hohem Zuckergehalt – insbesondere verarbeitete Snacks und Süßigkeiten – nur in Maßen genießen.
- Schaffst du es, deinen Alltag stressfreier zu gestalten, tust du deiner Haut gleich mehrfach gut. Denn Stress erhöht den Cortisollevel im Körper, hemmt die Produktion von Kollagen und beschleunigt die Hautalterung, indem es den Abbau des wichtigen Stützproteins vorantreibt.
- Auch ausreichend Schönheitsschlaf ist wichtig. Der ist nämlich kein Märchen! Studien haben bestätigt, dass Schlaf ein jugendliches Hautbild unterstützt. Schlafmangel hingegen kann die Insulinempfindlichkeit erhöhen, und man ist wieder in der Verzuckerungsspirale.
- Und *last, but not least*: Antioxidantien und passende Pflegeprodukte, die Vitamin C, E und A enthalten, können beim Schutz vor oxidativem Stress helfen. Antioxidantien fangen nämlich freie Radikale, unterstützen die Selbstverteidigungsmechanismen der Haut bei oxidativem Stress und hemmen die dadurch getriggerte Glykation.

Kommen wir nun zu einem anderen Thema: Immer wieder werde ich gefragt, was denn meine Skincare-Routine sei. Less is more ist da meine Devise – du brauchst keine 100 Steps. Aber der Reihe nach …

Skincare ist Selfcare – meine Routine

Für die Skincare braucht es nicht mehr als eine gute Reinigung, eine Feuchtigkeitscreme, Vitamin C und Sonnenschutz morgens sowie eine Feuchtigkeitscreme und zweimal pro Woche Retinal abends. Ich nehme jeden zweiten Tag Kollagen und Hyaluronsäure (meines von Onegevity) als Supplement. Zudem baue ich gern noch meine Lymphdrainage mit dem Gua-Sha-Stein (siehe Seite 92) ein, um die Blutzirkulation und den Abtransport von Abfallstoffen anzuregen. *That's it!*

Es wird Zeit für Alinas Skincare 1 × 1, also eine kleine Zusammenfassung meiner wichtigsten Skincare-Must-haves und wofür die Produkte gut sind.

Toner

Ich benutze am liebsten einen, der AHA/BHA (das sind Hydroxysäuren) enthält. So hilft der Toner, abgestorbene Hautzellen zu entfernen, die Poren zu klären und die Hautstruktur zu verfeinern. Ein Fruchtsäuretoner kann auch die Kollagenproduktion anregen, feine Linien reduzieren und Unreinheiten bekämpfen. Bei regelmäßiger Anwendung sorgt er für den begehrten Glow auf deiner Haut, lässt sie schön ebenmäßig wirken und *last, but not least* unterstützt er die Aufnahme nachfolgender Pflegeprodukte.

Wichtig sind jedoch die richtige Anwendung und Sonnenschutz, da die Haut nach dem Peeling empfindlicher gegenüber UV-Strahlen sein kann.

Retinal

Retinal ist eine Form von Vitamin A. Es unterstützt die Zellerneuerung und fördert die Produktion von Kollagen und Elastin, was zu einer strafferen, glatteren Haut führt. Es reduziert Pigmentflecken, Falten und feine Linien, verbessert die Hautstruktur und -textur, wirkt gegen Akne und hilft bei vergrößerten Poren.

ALINAS TIPP:
SO BENUTZT DU AM BESTEN RETINAL ODER RETINOL

- Bei der Anwendung ist Vorsicht geboten, da es anfangs Hautreizungen verursachen kann. Daher langsam starten. Erst mal eine Erbsengröße für das ganze Gesicht, dabei darauf achten, dass du die Augen- und Mundpartie auslässt – diese sind nämlich besonders anfällig für Irritationen.
- Am Abend anwenden! Wenn deine Haut sensibel ist, kannst du es nach dem Serum und der Feuchtigkeitscreme benutzen. Ansonsten gern direkt auf die unbehandelte Haut auftragen.
- *Consistency is key.* Lieber regelmäßig in einer niedrigeren Dosierung als selten in hoher Konzentration benutzen.

Wichtig: Aufgepasst in der Schwangerschaft! Schwangere und stillende Frauen sollten vorsichtig sein, da hohe Dosen Vitamin A schädlich für das ungeborene Kind sein können.

Niacinamid (Vitamin B_3)
Mein persönlicher Hautverbesserer, denn Niacinamid kann jede Menge: Es stärkt die Hautbarriere, reduziert Entzündungen, beruhigt irritierte Haut, gleicht den Hautton aus, fördert die Feuchtigkeitsbindung, hilft bei der Regulierung der Talgproduktion und kann sogar feine Linien und Poren minimieren.

Vitamin C
Für mich aus meiner Routine kaum wegzudenken. Vitamin C fördert die Kollagenproduktion, was zu strafferer Haut führt, reduziert Hyperpigmentierung für einen ebenmäßigeren Teint und schützt als Antioxidans vor den schädlichen freien Radikalen. On top kann es feine Linien und Falten mildern.

Kollagen: Push-up für die Haut
Bei den Supplements schwöre ich auf Kollagen. Das ist auch ein Grund, weshalb ich mein eigenes Kollagenpulver auf den Markt gebracht habe. Aber was ist eigentlich Kollagen? Und was passiert, wenn du es einnimmst?

Kollagen ist ein Protein, das natürlicherweise in unserem Körper vorkommt und eine entscheidende Rolle für Haut, Haare, Nägel, Knochen, Sehnen, Bindegewebe und viele weitere Dinge in unserem Organismus spielt. Im Laufe der Zeit nimmt der Kollagengehalt in unserem Körper allerdings ab. Daher kann es sinnvoll sein – neben einer ausgewogenen Ernährung – auf die Verwendung von Kollagenprodukten zurückzugreifen.

In welcher Form sollte man Kollagen einnehmen? Kollagenpräparate werden aus verschiedenen tierischen Quellen gewonnen, sind also nicht vegan. Es gibt sie als Pulver, Kapseln und sogar als Zusatz in Hautpflegeprodukten. Da Kollagen ein Protein ist, muss es bei oraler Einnahme in seine Aminosäurebestandteile zerlegt werden, bevor es verdaut werden kann. Daher empfehle ich hydrolisierte Kollagenpeptide.

Laut Studien liegt die ideale Dosierung bei zehn Gramm Kollagen pro Tag. Hier eine kleine Aufstellung über die Möglichkeiten und was ich davon halte:

- Hautpflege mit Kollagen: Die Kollagen-Moleküle sind oft zu groß, um tief in die Hautschichten einzudringen, sodass die Wirkung begrenzt sein könnte. Einige Studien deuten darauf hin, dass topisch (also oberflächlich) aufgetragenes Kollagen nur die äußersten Hautschichten beeinflussen kann – wenn überhaupt.
- Kollagenkapseln: Wie eben erwähnt liegt die tägliche Dosis für eine optimale Wirkung laut Studien bei etwa zehn Gramm. So viel in Kapseln … das wäre eine ganze Menge!
- Kollagenpulver: Es besteht in der Regel aus hydrolysiertem Kollagen, das in kleinere Peptide oder Aminosäuren aufgespalten wird, um die Absorption im Körper zu erleichtern.

Wichtig zu wissen: Die Wirksamkeit von Kollagen-Supplements ist abhängig von der Qualität des Produkts und der verwendeten Kollagenquelle. Daher immer genau auf die Zutaten schauen und nur Produkte auswählen, die einer Qualitätsprüfung unterzogen werden.

Ein Fact noch zu veganem Kollagen: Es gibt keine veganen Lebensmittel, die diese Substanz enthalten. Kollagen ist ausnahmslos tierischen Ursprungs, auch wenn dies häufig von Herstellern propagiert wird.

Gua Sha: Mein Lieblings-Beautytool

Der Mensch besitzt 26 Gesichtsmuskeln sowie zahlreiche Lymphbahnen. Gerade wenn wir gestresst sind oder auch übermüdet, können sich diese Muskeln verhärten oder verspannen.

Dadurch bilden sich Schwellungen, und unser Teint wirkt fahl und blass. Oft reicht es schon aus, das Gesicht anzuspannen, wenn wir beispielsweise konzentriert arbeiten, und schon sind die Gesichtsmuskeln verspannt.

Damit komme ich zum Beauty-Must-have der Stars und Sternchen und ja, zugegeben, auch einem meiner Lieblings-Beautytools. Der Gua Sha. Gua ... was? Gua Sha ist eine traditionelle Heilmethode, die ihren Ursprung in der chinesischen Volksmedizin hat. Der chinesische Begriff *Gua Sha* bedeutet wörtlich »schaben« *(gua)* und »Hitze« oder »Röte« beziehungsweise »akute Krankheit« *(sha)*. Dabei wird die Haut mit einem glatten Werkzeug, dem Gua-Sha-Stein – oft aus Jade, Rosenquarz oder Edelstahl – sanft massiert und stimuliert. Dadurch werden Toxine aus dem Körper abgeleitet, die Durchblutung gefördert, Muskelverspannungen gelöst, die Kollagenbildung angekurbelt, Wassereinlagerungen gemindert, kleine Fältchen gemildert, die Energieflüsse im Körper harmonisiert und die Gesichtsmuskulatur gelockert und definiert.

Sogar bei Nacken-, Kiefer- oder Kopfschmerzen kann der Gua Sha helfen. Durch die wellen- oder herzförmige Form der Steine sind diese perfekt für unsere Gesichtskonturen geeignet. Unser Lymphsystem freut sich sehr über die Behandlung.

Damit du dir ein besseres Bild von diesem bedeutenden Bestandteil unseres körpereigenen Abwehr- und Reinigungssystems machen kannst, das so sehr von der Gua-Sha-Massage profitiert, hier ein paar zusätzliche Infos dazu.

WISSENS-FACT
Das Lymphsystem

Das Lymphsystem oder auch lymphatische System ist zuständig für den Abtransport von Abfallstoffen und Wasser aus unserem Gewebe und ein wichtiger Teil unseres Abwehrsystems. »Lymphe« stammt vom lateinischen Wort *lympha,* was übersetzt so viel wie »klares Wasser« bedeutet. Die Lymphflüssigkeit setzt sich zusammen aus Harnstoff, Glukose und verschiedenen Enzymen. Damit das mit dem Transport auch wirklich klappt, produziert unser Körper mehr als fünf Liter Lymphe beziehungsweise Lymphflüssigkeit am Tag. Anders als unser Blutgefäßsystem ist unser Lymphsystem kein Kreislauf. Besonders viele Lymphknoten liegen am Hals, in den Achselhöhlen, den Leisten und den Kniekehlen. Sie ähneln in ihrer Form ein wenig kleinen Bohnen. Jeder einzelne Lymphknoten ist dafür zuständig, die Lymphflüssigkeit einer Körperregion aufzunehmen und zu filtern. Gereinigt und von ursprünglich fünf auf zwei Liter am Tag reduziert, fließt die Lymphe über die linke Schlüsselbeinvene in den Blutkreislauf. Sind Bakterien oder andere Krankheitserreger in der Lymphe, springt die Immunabwehr an. Dann werden in den Lymphknoten Immunzellen aktiviert und zur Produktion von Antikörpern angeregt. Haben wir viele Erreger im Körper, läuft das Lymphsystem auf Hochtouren – schließlich sollen die Eindringlinge so schnell wie möglich wieder aus unserem Körper abtransportiert werden. Die Folge: Unsere Lymphknoten schwellen an. Angeschwollene Lymphknoten, wie zum Beispiel am Hals, sind also nicht immer gefährlich oder gar bösartig, sondern in der Regel ein Zeichen dafür, dass unser Lymphsystem funktioniert.

Mittlerweile gibt es auch sogenannte EMS-Gua-Sha-Steine, die Licht verschiedener Wellenlängen (*blue light, red light* und *green light*) kombinieren und dadurch noch mehr positive Wirkung auf deine Hautgesundheit haben können.

Vielleicht kennst du diese fancy LED-Masken? In Hollywood werden sie schon lange gehypt – jetzt ist der Beautytrend auch bei uns angekommen. Sie sollen mit ihrem roten und blauen Licht für straffe, reine Haut sorgen. Das Geheimnis hinter den Masken? Rund 100 LEDs (Light Emitting Diodes), die in die tiefer liegenden Hautschichten (bis zu zehn Millimeter tief) dringen und dort die Zellerneuerungen anregen. Und das ganz ohne Schäden, wie es eben bei UV-Strahlung der Fall wäre.

Ob du *red* oder *blue light* den Vorzug gibst, kommt dabei ganz auf dein Wunschergebnis an. Die verschiedenen Farben haben nämlich unterschiedliche Wellenlängen und wirken deshalb bei verschiedenen Hautproblemen. Rotes Licht (550 bis 660 Nanometer) ist ein Klassiker in der Lichttherapie und seine positive Wirkung schon lange klinisch bestätigt. Es kurbelt die Kollagenproduktion an, wodurch feine Linien aufgepolstert werden und die Entstehung neuer Falten verlangsamt. Und so ganz nebenbei regt das *red light* auch die Durchblutung an und bringt deinen Teint zum Strahlen. Blaues Licht (400 bis 450 Nanometer) hingegen wirkt entzündungshemmend und antibakteriell. Also die perfekte Waffe gegen Pickel, Akne und Co. Du fragst dich jetzt bestimmt *blue light* – da hört man doch immer wieder negative Dinge wie *digital aging*. Aber keine Sorge, hier geht es vor allem um das blaue Licht von Computerbildschirmen. Das Licht aus den Light-Therapy-Geräten hat jedoch eine ganz andere Wellenlänge und verursacht diese Schäden deshalb nicht.

ALINAS STORY: MEINE EVERY-MORNING-GUA-SHA-ROUTINE STEP BY STEP

Du brauchst:

- einen Gua Sha. (Ich verwende einen aus Edelstahl und lagere ihn im Kühlschrank, das tut besonders im Sommer super gut und wirkt on top noch abschwellend.)
- Serum oder Öl (um mit dem Tool sanft über die Haut gleiten zu können).

Wichtig: Jeder Bereich wird etwa fünfmal bearbeitet. Dabei immer nach außen oben arbeiten.

- Ich starte am Hals und am Schlüsselbein, um den Weg für die Lymphe erst mal frei zu machen. Den Stein dabei in einem Winkel von etwa 15 Grad zur Haut ansetzen. Darauf achten, dass du nicht zu starken Druck ausübst, um die Haut nicht zu verletzen.
- Ich bearbeite diese Region mit leicht massierenden Druckbewegungen. (Dadurch öffnet man quasi das Abflussrohr der Lymphe, bevor man von oben etwas »einfüllt«.) Erst dann wende ich den Gua-Sha-Stein im Gesicht an.
- Serum oder Öl auf die Haut auftragen.
- Mit der M-Kante vom Kinn entlang der Kinnlinie zum Ohr und dann abwärts entlang des Muskels streichen.
- Mit der großen Seite von der Ober- und Unterlippe über Wange und Oberkiefer bis zum Ohr streichen.
- Mit der flachen Kante unter dem Auge nach außen oben streichen.
- Den Gua Sha zwei bis drei Minuten von der Mitte der Stirn bis zum Ohr streichen.

- Mit der spitzen Kante die Braue nach oben ausstreichen.
- Mit der flachen Kante die gesamte Braue nach oben ausstreichen (dabei mit der anderen Hand fixieren).
- Mit der flachen Kante über die Schläfe in die Kopfhaut gleiten.
- Auf der anderen Seite wiederholen.

Nachdem du nun alles über meine persönliche Gua-Sha-Routine weißt, hier noch ein paar hilfreiche Hacks!

GUA-SHA-HACKS

 # 25 Wangenknochen – perfekte Definition Mit der großen Seite von der Ober- und Unterlippe bis zum Ohr streichen. Danach von der Kinnspitze entlang des Knochens zum Ohr streichen.

 # 26 Straffe Sache – Kiefer und Hals Zwei bis drei Minuten vom Unterkiefer über die Wangen zum Oberkiefer streichen. Gleiches von der Kieferunterseite entlang des Halses zum Schlüsselbein.

 # 27 Alinas Spezial-Gua-Sha-Hack Man kann auch eine Tuchmaske mit dem Gua Sha einarbeiten. Dann gleitet der Stein schön, und gleichzeitig wird der Effekt der Maske verstärkt.

WISSENS-FACT
Das kleine 1 × 1 der Anti-Aging-Behandlungen

CHEMISCHE PEELINGS

Diese Behandlung entfernt die oberste Hautschicht, um die Hautqualität zu verbessern und das Erscheinungsbild von feinen Linien und Hyperpigmentierung zu verringern.

NEUROMODULATOREN

Injektionen zum Beispiel mit Botox, die dazu beitragen, die Muskeln zu entspannen und Falten zu glätten.

HYALURONSÄURE-FILLER:

Mit einem Filler (in der Regel Hyaluronsäure) kann man Volumen auffüllen und Fältchen glätten.

LASER-SKIN-REJUVENATION

Ein Verfahren, das Lichtenergie verwendet, um die Haut zu straffen und das Erscheinungsbild von Altersflecken und Falten zu verbessern.

RADIOFREQUENZ UND MICRONEEDLING

Diese Techniken stimulieren die Kollagenproduktion und können die Hautstruktur und Elastizität verbessern.

PRP (PLATELET RICH PLASMA)

Wird auch Vampir-Lifting genannt. Hierbei wird aus Eigenblut gewonnenes Blutplasma injiziert und so der Selbstheilungsprozess der Haut angeregt.

Du willst wissen, wie es um deine Haut steht? Mittels Spektrumanalyse – das ist eine computergestützte Hautanalyse (zum Beispiel Visia) – kannst du ganz tief in deine Haut blicken. Die hochauflösende Kamera macht tiefer liegende Hautschichten sichtbar und zeigt dir, wie es wirklich um deine Haut bestellt ist. Sie erkennt nicht nur die Struktur, also Zeichen wie Fältchen oder die Beschaffenheit deiner Poren, sondern auch Sonnenschäden, Unterlagerungen, Entzündungen und sogar Aknebakterien.

SKINCARE-HACKS

 # 28 Vermeide heißes Wasser Heißes Wasser entzieht deiner Haut Feuchtigkeit. Lieber das Gesicht täglich mit lauwarmem oder kaltem Wasser waschen.

 # 29 Reibe nie, NIEMALS deine Augen Reibst du deine Augen, wenn sie jucken oder du dein Make-up entfernst, wird die zarte, dünne Haut zu sehr gestresst und reagiert mit Rötungen und mit der Zeit mit kleinen Fältchen.

 # 30 Kannst du deine Lippen lesen? Sie sind ein gutes Barometer dafür, ob deine Haut genug Feuchtigkeit hat. Hast du schon viel getrunken und sie sind noch immer trocken, dann solltest du auch deine Pflegeprodukte reichhaltiger wählen.

 # 31 Zähneputzen besser vor der abendlichen Skincare-Routine Sonst könnte es sein, dass die Wirkstoffe aus den Beautyprodukten mit dem Fluorid der Zahnpasta reagieren. Und dann kann es zu Ausschlag, Rötungen und Trockenheit kommen, und die betroffenen Stellen jucken und brennen. Im schlimmsten Fall entstehen sogar Bläschen.

 # 32 Von wegen Naturkosmetik ist gut verträglich! Auch sie kann Stoffe enthalten, die deine Haut irritieren oder auf die du allergisch reagierst.

 # 33 Faltenfrei aufgewacht! Schläfst du gern auf der Seite? Keine gute Idee, wenn es um das Thema Falten geht, denn das Liegen auf bestimmten Gesichtspartien kann die Faltenbildung begünstigen. Versuch drauf zu achten, auf dem Rücken zu schlummern. Auf dem Rücken liegen ist nicht dein Ding? Dann hilft auch ein Seidenkissen – dadurch wird weniger Reibung auf deine Gesichtshaut ausgeübt!

Me-Time-
Masterclass –
Entspannung

»Bei allem, was du tust
gegen den Stress –
das Wichtigste ist:
Balance is the key!«

BURN ON – BURN OUT: STRESS, UND WIE WIR WIEDER RUNTERKOMMEN

Wenn wir durch den Alltag hetzen, vor einer wichtigen Prüfung stehen, uns jemand nervt oder wir uns in irgendeiner Weise bedroht fühlen, besinnt sich unser Körper auf seinen alten Urinstinkt und schaltet in den Überlebensmodus. Die Zeichen stehen auf Flucht oder Kampf. Anders gesagt, er gerät in Stress – und leitet die Ausschüttung der Stresshormone in die Wege. Allen voran Adrenalin und Noradrenalin als ultraschnelle Taskforce und mit ein wenig Verzögerung Cortisol. Dann sind in diesem Moment nicht ganz so wichtige Dinge wie beispielsweise die Verdauung ausgeschaltet, denn unser Körper konzentriert sich nur auf das, was unser Überleben sichert. Die Sinne sind geschärft, Atem, Herzfrequenz, Blutdruck und Glukoselevel nach oben gefahren, um möglichst viele Ressourcen zu generieren.

In Flucht-oder-Kampf-Situationen ist ein erhöhter Stresshormonspiegel unbezahlbar – denk bloß mal an die Steinzeit, als Rennen noch ein ganz natürlicher Reflex in Angst- oder Stresssituationen war. Heutzutage stehen wir aber nur noch selten Mammuts oder anderen gefährlichen wilden Tieren gegenüber. Die Dynamik ist aber immer noch die gleiche.

Stress ist aber nun einmal ein Teil unseres Lebens, und wir können nur bedingt etwas daran ändern. Das Problem dabei: Zu viele Stresssituation lassen das Risiko für eine dauerhafte Erhöhung der Stresshormone im Körper steigen, und das kann unsere Gesundheit und Psyche gehörig belasten. Ist dein Stresslevel dauerhaft erhöht, sorgt das zirkulierende Stresshormon Cortisol auch dafür, dass sich unser Stoffwechsel verändert. Dann ist der Blutzuckerspiegel permanent auf einem hohen Niveau, Fettsäuren werden aus den Fettzellen freigesetzt, und zudem greift der Körper auf das Muskeleiweiß zurück, um Energie freizusetzen. Wir verlieren quasi an Muskulatur. Wenn die Energie nicht verwertet wird, zum Beispiel weil wir nur gestresst vor unserem Laptop sitzen, deponiert er die unverbrauchten Energieträger kurzerhand einfach in Fettzellen. Das heißt, es fällt uns schwer, abzunehmen oder unser Gewicht zu halten, denn das Cortisol lässt unsere Fettpölsterchen wachsen und unsere Muckis »specken ab«.

Ein erhöhter Cortisolspiegel hat aber auch Auswirkungen auf unser Immunsystem. Während akuter Stress das Immunsystem sogar beflügeln kann, wird es durch chronischen Stress belastet. Dann hat das ausgeschüttete Cortisol eine immunsupprimierende (also unterdrückende) Wirkung, und unter anderem sinken Zahl und Aktivität der Immunzellen.

Aus diesem Grund ist es umso wichtiger, wie du mit Stress umgehst. Ideal wäre es, ihn bewusst zu kanalisieren und dann in positive Energie umzuwandeln. Dazu muss du Stress als solchen erst einmal erkennen und dann seine zwei unterschiedlichen Ausprägungen unterscheiden. Es gibt nämlich inneren Stress (dazu zählen beispielsweise Angst vor Prüfungen oder Wut) und äußeren (wie etwa Umweltschmutz oder Lärm). Wenn dir das bewusst ist, dann such dir den für dich besten Weg, um mit dem Stress klarzukommen.

Zum Beispiel durch eine gedankliche oder körperliche »Flucht«: Das können ein Spaziergang, Sport, Yogaübungen am Schreibtisch oder auch eine Meditation sein. Egal was es ist, wichtig ist, dass du dich dabei pudelwohl fühlst. Und orientiere dich dabei nicht an anderen Menschen – denn Stressabbau sieht für jeden anders aus.

Aber was sind die Anzeichen von zu viel Stress oder einem zu hohen Cortisolspiegel? Bei diesen Symptomen und Beschwerden solltest du genauer hinschauen:

- Es fällt dir schwer, Gewicht zu verlieren oder du nimmst sogar zu.
- Du bist ständig müde und erschöpft, auch wenn du eigentlich genug geschlafen hast.
- Du wachst oft gegen 3 oder 4 Uhr am Morgen auf.
- Du kannst dich schlecht konzentrieren oder hast Gedächtnisprobleme.
- Du bist leicht reizbar.
- Du bist häufig krank.
- Du leidest an Verdauungsproblemen.
- Du hast Heißhunger nach Süßem.
- Du leidest oft unter Muskelverspannungen und -krämpfen.
- Du hast immer weider Stimmungsschwankungen.

Durch stressreduzierende Aktivitäten wie Pilates oder Yoga kannst du zum Beispiel ganz easy deinen Cortisolspiegel in Balance bringen. Denn diese Übungen steuern einerseits deine Muskulatur an, schärfen andererseits aber auch deine Sinne, fördern deine Koordination und sorgen durch bewusste Atmung dafür, dass sich dein Geist beruhigen kann.

Wenn du regelmäßig Sport treibst – aber bitte in gesundem Maße –, gewöhnt sich dein Körper daran und lernt, mit der Zeit weniger Stresshormone auszuschütten.

ALINAS STORY: 2017 VERSUS 2024 – MEINE TRANSFORMATION

Mittlerweile bin ich an einem Punkt angekommen, an dem ich sagen kann, dass mein Körper mein Zuhause ist. Früher habe ich mich nicht wohl in ihm gefühlt und daher auch viele High-Intensity-Work-outs gemacht. Hinzu kam meine Angststörung, die meinen Stresslevel noch weiter befeuert hat.
Heute bin ich wirklich happy – klar, ein paar Durchhänger gibt es immer mal wieder, aber das ist normal – und ich habe ein paar Tipps und Routinen für dich mitgebracht, die mir geholfen haben, mich in meinem Körper wohlzufühlen. Zum Beispiel trinke ich meinen ersten Kaffee erst etwa 90 Minuten nach dem Aufstehen. Hintergrund: Im Gehirn sind viele Adenosinrezeptoren vorhanden. (Stell dir Adenosin wie einen Müdemacher vor.) Der normale Verlauf des Tages führt dazu, dass sich im Gehirn kontinuierlich Adenosin ansammelt, das sich an diese Rezeptoren bindet und uns schläfrig macht. Koffein ist Adenosin sehr ähnlich. Trinken wir Kaffee, blockiert das Koffein die Adenosinrezeptoren, wodurch sich die körpereigene Substanz nicht mehr an diese binden

kann. Dadurch wird die schläfrig machende Wirkung von Adenosin gehemmt, das Koffein kann besser wirken und hält uns den ganzen Tag über wachsamer und fitter. Wenn wir 90 Minuten nach dem Aufstehen warten, kann der Adenosinspiegel bereits leicht ansteigen, und dadurch die Wirkung von Koffein verbessert werden.
Wenn du noch einen draufsetzen willst, ersetz Kaffee durch Matcha. Der enthält zwar auch Koffein, aber auch L-Theanin, das beruhigend wirkt. Matcha ist also anregend und beruhigend zugleich und hilft dir, deinen Stresslevel zu managen.
Den letzten Kaffee solltest du übrigens nicht später als 15 Uhr trinken, damit das Koffein bis zur Nachtruhe wieder aus deinem Körper befördert werden kann. (Die Halbwertszeit von Koffein beträgt etwa drei bis sechs Stunden.)
Was mir auch geholfen hat: Mehr Low-Impact-Work-outs wie Pilates und Incline Walks (Spaziergänge mit Steigung, also sozusagen vergleichbar mit leichten Wanderungen). Außerdem setze ich darauf, HIIT (*high intensity interval training* – das sind kurze hochintensive Belastungsphasen kombiniert mit knappen Erholungsphasen) eher zum Auspowern zu nutzen.
Ebenfalls wichtig: Auf geregelte Schlafenszeiten achten. Versucht, euren Blutzuckerspiegel durch eine gute Ernährung stabil zu halten (siehe auch Kapitel »Sugar's High – Blutzucker«). Und bitte nicht die Kalorien zählen, sondern auf die Vorteile (Nährstoffe etc.) von Lebensmitteln achten.

Bei allem, was du tust gegen den Stress – das Wichtigste ist: *Balance is the key!* Also versuche, eine Routine zu finden, die dich wortwörtlich nicht »stresst«.

Der ideale Tagesablauf

Mein Alltag ist meistens ziemlich durchgetaktet. Da ist es wichtig, ein paar Dinge zu beachten, damit der Stresslevel nicht zu hoch peitscht. Ich habe daher einige Tagesroutinen in meinen Alltag eingebaut, die ich hier gern mit dir teile. Wichtig dabei: Ich spreche hier von Tipps, die mir geholfen haben, mich wohlzufühlen. Aber jeder Körper ist individuell und hat andere Bedürfnisse. Also hör auf dich selbst und deinen Körper, um herauszufinden, was dir guttut.

- Nach dem Aufwachen direkt ans Handy? Besser nicht, ich warte damit meist eine Stunde (Sowohl das blaue Licht des Displays als auch die Flut an Nachrichten und Neuigkeiten können den Körper überfordern.)
- Nach dem Aufstehen versuche ich, mich direkt dem Tageslicht auszusetzen, um den zirkadianen Rhythmus, sozusagen unsere innere Uhr, positiv zu beeinflussen (dann schläfst du übrigens auch besser).
- Mein Frühstück ist proteinreich und herzhaft. Das stabilisiert den Blutzucker und hält lange satt.
- Ich mag Sport am liebsten direkt morgens. Das kann deine Konzentration über den Tag fördern und dazu beitragen, dass du abends besser einschlafen kannst. (Abends Sport treiben kann die Ausschüttung von Stresshormonen begünstigen und dadurch den Einschlafprozess erschweren.)
- Ab an den Schreibtisch! Ich versuche dabei, immer wieder aufzustehen und mich zu bewegen (zum Beispiel mache ich zwischendrin auch mal einen kurzen Spaziergang, um wieder Tageslicht zu bekommen). Und vielleicht hast du

auch schon mal über ein Stehpult auf der Arbeit nachgedacht? Das liebe ich!

- Zum Mittagessen bereite ich mir am liebsten etwas Vorgekochtes – Meal Prep ist angesagt. Ich versuche dabei, auf ausreichend Proteine und weniger Kohlenhydrate zu achten, um ein Mittagstief zu umgehen. Süßigkeiten und Kaffee gibt's erst im Anschluss.
- Mein Abendessen gibt es spätestens etwa drei bis vier Stunden vor dem Zubettgehen (so ist der Körper nachts nicht mit der Verdauung beschäftigt und man schläft besser).
- Auch blaues Licht (in Form von Handy, Laptop oder Fernseher) kann den Körper stimulieren. Daher versuche ich, eine Stunde vor dem Schlafen meinen Computer und mein Handy auszumachen. Nimm dir lieber dieses Buch und blättere noch einige Seiten.

Ich schaffe das alles aber natürlich auch nicht immer – vor allem, wenn ich unterwegs bin –, aber es sind diese minimalen Veränderungen und Routinen, die uns an unser eigenes Ziel bringen!

WISSENS-FACT
Augenzucken

Manchmal zuckt dein Auge, und du weißt nicht, wieso? Meist tritt das nervöse Zucken, das durch Nervenentladungen des Gesichtsnervs und der Augenringmuskeln ausgelöst wird, nur an einem Auge auf. Die gute Nachricht vorweg: Auch wenn die

Suchergebnisse bei Google etwas anderes vermuten lassen – bei den meisten Menschen stecken hinter zuckenden Augenlidern keine Tumore oder unheilbare Nervenkrankheiten, sondern harmlose Ursachen. Dennoch ist das lästige Augenzucken ein Signal unseres Körpers, dass etwas nicht stimmt. Und auf seinen Körper zu hören lohnt sich immer!
Ursachen für ein zuckendes Augenlid sind häufig Stress und Nervosität, Mineralstoffmangel (insbesondere ein Magnesiumdefizit), Ermüdung der Augen (zum Beispiel durch intensive Bildschirmarbeit) oder Schlafmangel.

Wenn es um Stress geht, ist weniger definitiv mehr! Umso wichtiger, dass man wirklich darauf achtet runterzukommen, sollte es hoch hergehen.

ANTI-STRESS-HACKS

 # 34 Low Impact Mehr Low-Impact-Work-outs (klar darf HIIT auch dabei sein – es sollte dann nur nicht mit Stress verbunden sein).

 # 35 Schnelle Stresskontrolle Super Trick bei akutem Stress ist ein physiologischer Seufzer. Atme dabei tief und kräftig durch die Nase ein, bis die Lunge voll ist, dann mit einem weiteren kräftigen Einatmen noch etwas mehr Luft einziehen. Kurz den Atem anhalten und dann ausatmen, bis die Lunge leer ist.

 # 36 Das Kuhgesicht gegen Stress Tolle Übung gegen Stress – das »Kuhgesicht«, bei dem du die Arme hinter dem Rücken kreuzt. Hierfür den linken Arm hinter dem Rücken und den rechten über den Kopf hinweg zur Wirbelsäure führen. Die Finger greifen ineinander. Für fünf bis acht Atemzüge halten, dann die Seite wechseln. Der Effekt: Der Brustkorb wird gedehnt, die Atmung normalisiert.

 # 37 Breathwork Richtiges Atmen und Breathwork stehen zunehmend im Fokus. Nachvollziehbar, da wir im Prinzip immer atmen, ohne darüber nachzudenken. Faktoren wie Stress, schlechte Körperhaltung und chronisch verstopfte Nasennebenhöhlen (zum Beispiel aufgrund von Allergien) führen zum einen dazu, dass wir vermehrt durch den Mund atmen. Zum anderen atmen wir dadurch schneller und flacher (in die Brust statt in den Bauch), als es unsere Vorfahren getan haben. Deine Nase filtert, erwärmt und befeuchtet die Luft, bevor sie in die Lunge gelangt. Außerdem führt die Mundatmung dazu, dass nicht genügend Sauerstoff an das Gewebe im Körper abgegeben werden kann. Die Folgen können eine verminderte Leistungsfähigkeit und Immunabwehr sowie nächtliches Schnarchen sein.

Versuche also immer, durch die Nase einzuatmen (am besten auch beim Sport) und Atemübungen in deinen Alltag zu integrieren. Diese haben erwiesenermaßen einen positiven Einfluss auf deinen Stresslevel. Zudem aktiviert eine längere Aus- als Einatmung deinen Parasympathikus. Das ist der Teil deines vegetativen Nervensystems, der für deine Erholung und den

Aufbau deiner Reserven verantwortlich ist und so auch starken Einfluss auf dein inneres Gleichgewicht hat. Probiere einmal folgende Übung: Zähle während des Einatmens langsam bis vier und während des Ausatmens langsam bis fünf. Fällt dir das leicht, kannst du die Ausatmung weiter verlängern und bis sechs, sieben oder acht zählen.

 # 38 Meditation Der Atem spielt auch beim Meditieren eine wichtige Rolle. Bei diesen jahrtausendealten Achtsamkeits- und Geistesübungen geht es um viel mehr, als nur still zu sitzen, zu atmen und an nichts zu denken. Das eigentliche Ziel ist, dass du deine Gefühle und Gedanken wahrnimmst, ohne sie zu bewerten und ganz im Moment zu sein. Wenn du noch nie meditiert hast, helfen dir eventuell geführte Meditationen mit einer App oder einem Video. Alternativ kannst du auch folgendermaßen vorgehen:

- Setze dich bequem und aufrecht auf einen Stuhl oder ein Kissen.
- Atme einige Male tief ein und aus.
- Konzentriere dich auf deinen Atem und versuche, dir vorzustellen, wie er in deine Lunge und deinen Körper hinein- und wieder herausfließt.
- Wenn du merkst, dass deine Gedanken abschweifen, lass sie wie Wolken vorbeiziehen und konzentriere dich wieder auf deinen Atem.

Meditation hilft dir auch, dich im Alltag besser zu fokussieren und Stress zu reduzieren.

 # 39 Mach's kurz Dir fehlt die Zeit für lange Meditationen? Dann integriere doch mal kurze Meditationen in deine Morgenroutine. Fünf bis zehn Minuten täglich genügen für den Anfang. Und glaub mir – auch die sind schon herausfordernd genug.

 # 40 Füll die Speicher auf In stressigen Zeiten sind auch gut gefüllte Vitamin-B-Speicher von Vorteil. B-Vitamine hängen eng mit unserem Nervensystem zusammen und können unseren Stresslevel positiv beeinflussen.

 # 41 Das richtige Bauchgefühl Aufs Bauchgefühl achten. Unser Darm verfügt über echte Stressmanager-Qualität. Eine ausgewogene Darmflora unterstützt nicht nur unsere Stressresistenz, bestimmte Bakterienstämme können sogar dazu beitragen, den Spiegel von Stresshormonen wie Cortisol zu reduzieren.

 # 42 HIIT und Stress Jetzt weißt du: Cortisol und Adrenalin sind Hormone, die als Reaktion auf Stress freigesetzt werden. Das geschieht rein physiologisch, um den Körper auf eine erhöhte Aktivität und Belastung vorzubereiten. Und das passiert auch bei hochintensiven Sportarten. Fakt: Viele trainieren in der Hoffnung, dadurch effektiv an Gewicht zu verlieren. Tatsächlich kann aber genau das Gegenteil der Fall sein. Viel besser sind stressreduzierende Aktivitäten wie Pilates und Low-Impact-Work-outs. Sie senken den Stresslevel, indem sie Entspannung, Konzentration auf den Körper und Atemtechniken fördern, die den Geist beruhigen können. Und jetzt die Quintessenz: Ein niedrigerer Spiegel an Stresshormonen kann sogar dazu beitragen, dass der Körper weniger Fett speichert.

Smarter Support – Healthtracker

DEIN GANZ PERSÖNLICHER GESUNDHEITSSPION

Okay, Healthtracker sind gerade mega im Trend, aber tatsächlich sind sie viel mehr als nur Uhren, Armbänder, Ringe oder Smartphone-Apps. Die supersmarten Helfer können dir nämlich zeigen, wie fit und gesund du bist oder ob du auch genügend Schlaf bekommst.

Wie genau das funktioniert? Sie messen zum Beispiel deine Herzfrequenz, deine Herzfrequenzvariabilität, wie lange und tief du schläfst, zählen deine Schritte, deinen Kalorienverbrauch, und manche können sogar erkennen, wann dein Eisprung stattfindet. Durch ständige Kontrolle und Feedback können sie dich motivieren, deine Ziele leichter zu erreichen, gesünder zu leben und dich besser zu fühlen. Tatsächlich sind sie so schlau, dass sie sogar Muster und Trends erkennen.

Aber – und hier kommt das große Aber: Healthtracker sind nicht immer genau und können auch Stress bei dir verursachen, wenn du dich zu sehr auf die Daten verlässt oder ständig gewisse Parameter checkst und dich dadurch verunsichern lässt. Deshalb solltest du unbedingt immer auch auf deinen Körper hören und nicht vergessen, dass Gesundheit mehr ist als nur Zahlen. Mein Fazit: Healthtracker sind zwar supercoole Gadgets und viel mehr als nur technische Gimmicks, aber du bist und bleibst der Boss!

Smart gesund – die bekanntesten Tracker im Check-up

Oura, Apple Watch, Whoop und Garmin sind wohl die namhaftesten Wearables, die dir helfen können, deine Gesundheit und Fitness zu verbessern. Allesamt sind sie wahre Multitalente: Gar nicht so leicht hier den Überblick zu behalten, welcher Tracker sich für die persönlichen Bedürfnisse am besten eignet. Entscheidend ist, worauf du den Fokus legst: Herzfrequenzmessung, Trainingsanalyse, Schlafüberwachung und so weiter. Jeder der Tracker bietet spezielle Funktionen und Vorteile, die auf unterschiedliche Nutzerprofile abgestimmt sind. Eine sorgfältige Recherche und das Abwägen, wo deine Prioritäten liegen, sind daher entscheidend, um ganz sicher die beste Wahl zu treffen.

Oura-Ring

Der Oura-Ring sieht aus wie ein ganz normaler Ring, ist aber mit Bewegungs-, Licht- und Temperatursensoren ausgestattet. So misst er zahlreiche Gesundheitswerte wie deine Hauttemperatur, den Puls, die Herzfrequenzvariabilität, die Blutsauerstoffsättigung, deine Schlafphasen oder Schlafqualität und analysiert so beispielsweise deinen Schlaf und Stresslevel. Zudem gibt er dir Tipps, wie du dich optimal auf den Tag vorbereiten kannst. Die Vorteile auf einen Blick zusammengefasst sind:

- Schlaf: Der Oura-Ring ist besonders präzise, wenn es um Schlafdaten geht. Das kann dir dabei helfen, den Schlafzyklus zu verstehen und mögliche Schlafprobleme zu identifizieren.
- Akkulaufzeit: beeindruckend hoch und kann je nach Nutzung bis zu einer Woche betragen. Somit musst du den Ring nicht ständig aufladen.

Aber es gibt auch ein paar Nachteile, insbesondere im Vergleich zu anderen Trackern:

- Preis: Der Oura ist im Vergleich zu anderen Fitnesstrackern und Smartwatches relativ teuer. Neben einem Fixbetrag für den Ring zahlt man zusätzlich einen monatlichen Abobetrag für die App.
- Tragekomfort: Der Ring ist nur in bestimmten Größen erhältlich, daher kann es schwierig sein, die perfekte Passform zu finden. Gerade dann, wenn sich die Fingergröße durch Wärme- und Kälteeinwirkung im Tagesverlauf verändert. (Ich beispielsweise habe zwischen zwei Ringgrößen geschwankt.)

Apple Watch

Ich starte hier mit einer persönlichen Geschichte. Einer meiner Bekannten, nennen wir ihn mal Ralf, hatte sich vor ein paar Wochen nicht gut gefühlt. Am Abend zeigte seine Apple Watch die Warnung: »Vorhofflimmern«. Ralf ist daraufhin ins Krankenhaus gefahren, und es wurde tatsächlich ein Vorhofflimmern diagnostiziert und behandelt. Die Watch hat ihm also vielleicht sogar das Leben gerettet!

Die Apple Watch kennt wohl fast jeder. Die Smartwatch kann jede Menge – und das, wie wir sehen, immer besser! Sie misst deine Aktivität, Herzfrequenz, deinen Blutsauerstoff und Stresslevel und kann auch ein EKG aufzeichnen. Sie zeigt dir Atemübungen, erinnert dich daran aufzustehen, erstellt ein Schlafprotokoll oder hilft dir beim Meditieren. Wer mag, kann sie zusätzlich noch mit diversen Apps verknüpfen. Tipp: Wer sich für die Cellular-Variante, also die mit integriertem Mobilfunk, entscheidet, hat die Möglichkeit, die Watch auch ohne Verknüpfung mit dem Handy zu nutzen. So kannst du beispielsweise auch beim Joggen oder Radfahren erreichbar sein, ohne das Handy mitnehmen zu müssen. Besonders für Ältere kann auch die integrierte Sturzerkennung sinnvoll sein, bei der im Notfall automatisch Hilfe verständigt wird. Daumen hoch gibt es für die Nutzung, die smarten Sicherheitsfunktionen und das Design. Unten findest du alle Vorteile auf einen Blick:

- Nutzung: Die Watch bietet direkten Zugriff auf Benachrichtigungen, Anrufe, SMS, E-Mails, Kalenderintegration und zahlreiche Apps direkt vom Handgelenk aus.
- Sicherheitsfunktionen: Die Uhr bietet eine integrierte Sturzerkennung und ein Notruf-SOS, das automatisch Hilfe herbeirufen kann.
- Design: Sie ist in verschiedenen Größen, Materialien und Designs erhältlich, was sie sehr individuell macht. Mittlerweile gibt es eine Vielzahl an Armbändern und Ziffernblättern zur Personalisierung.

Ein paar Nachteile gibt es aus meiner Sicht auch. Bei diesen drei Punkten ist noch Luft nach oben:

- Akkulaufzeit: Diese ist im Vergleich zu anderen Smartwatches relativ kurz und erfordert oft tägliches Aufladen.
- Kopplung: Viele Funktionen setzen ein gekoppeltes iPhone voraus. Ist dies nicht der Fall, sind sie nur eingeschränkt oder gar nicht verfügbar.
- Tragekomfort: Während viele das Design der Apple Watch schätzen, finden einige Nutzer sie möglicherweise zu klobig oder unbequem – insbesondere beim Schlafen.

Whoop

Whoop trägt auch mein Idol Bryan Johnson. Es ist ein Band, das deine Leistung und Belastung verfolgt. Es misst deine Herzfrequenz, die Kalorien, deine Trainingsintensität und Erholung – und gibt dir gleichzeitig Feedback, wie und wo du dich und deinen Körper optimieren kannst. Das Whoop-Band analysiert deine Daten langfristig und erkennt nach ein paar Wochen Trends, beispielsweise sagt es mittels Temperaturmessung recht akkurat ein Zeitfenster für deinen Eisprung voraus. Es alarmiert dich auch, sobald du deine Belastungsgrenze für den Tag überschritten hast. Auch für Whoop werden monatliche Gebühren fällig, obwohl das Standardband kostenfrei ist. Die Vorteile sind:

- Tragekomfort: Besonders wenn man im Gesundheitswesen arbeitet, müssen Uhren und Schmuck am Handgelenk häufig abgenommen werden. Ergo auch Healthtracker und Smartwatches. Das Whoop-Band kann allerdings auch am Oberarm, Knöchel, in der Leiste oder mittels Brustgurt getragen werden.
- 24/7: Das Band ist so konzipiert, dass es rund um die Uhr getragen werden kann, einschließlich beim Schlafen und

Duschen. Dies ermöglicht eine bessere und lückenlose Datenerfassung.

- Gesundheitstrends: Whoop speichert und analysiert langfristig deine Daten, sodass du Trends und Muster bei Erholung, Schlaf und Belastung erkennen kannst.

Es gibt natürlich auch beim Whoop-Band ein paar Minuspunkte, insbesondere beim VO_2max-Biomarker:

- Kosten: Das Whoop erfordert ein Abonnement, das monatliche oder jährliche Gebühren beinhaltet. Das kann auf lange Sicht ganz schön teuer werden.
- Ansicht: Das Band hat kein Display, was bedeutet, dass man weder Uhrzeit, Benachrichtigungen noch Daten direkt am Handgelenk ablesen kann. Alle Infos müssen über die App abgerufen werden.
- GPS: Im Gegensatz zu einigen anderen Fitnesstrackern verfügt das Whoop-Band nicht über integriertes GPS, was für Outdoor-Sportarten wie Laufen oder Radfahren nachteilig sein kann.
- VO_2max Alle Fitnessbegeisterten suchen vergeblich danach. Leider bietet Whoop immer noch keine Analyse des VO_2max-Wertes (dieser gibt Aufschluss über deinen körperliche Ausdauer- und Fitnesszustand).

Garmin

Garmin bietet Uhren und Tracker für verschiedene Sportarten und Aktivitäten an. Sie sind vor allem für Sportenthusiasten geeignet, die besonders präzise Daten wünschen. Dabei reicht die Preisrange von günstig bis edel. Sie messen deine GPS-Position,

Geschwindigkeit, Distanz, Höhe und vieles mehr. Du kannst dir sogar personalisierte Trainingspläne erstellen lassen.

Funfact für alle Golfer: Garmin bietet eine spezielle Golf-Serie an, die genaue Entfernungsmessungen zum Grün, zu Hindernissen und zu Spielabschnitten sowie detaillierte Kartenansichten von mehr als 43 000 Golfplätzen weltweit zeigt. Die Pluspunkte des Track-Spezialisten sind:

- GPS: Die Uhren sind für ihre exakten GPS-Funktionen bekannt, die für Outdooraktivitäten wie Laufen, Radfahren, Wandern und Golfen ideal sind. Sie bieten auch Navigationshilfen und Kartenintegration.
- Akkulaufzeit: Insbesondere im Vergleich zu anderen Smartwatches bieten einige Modelle lange Laufzeiten und können im GPS-Modus mehrere Stunden oder sogar Tage durchhalten.
- Detailreich: Garmin bietet exakte Fitnesstrackingfunktionen wie Herzfrequenzmessung, Schlafanalyse, VO_2max, Stressüberwachung und verschiedene Trainingsmodi für unterschiedliche Sportarten.

Auch hier gibt es ein paar Nachteile, die aus meiner Sicht ins Gewicht fallen:

- Preis: Einige Modelle können teuer sein, insbesondere wenn sie erweiterte Funktionen wie GPS, Kartenintegration und multisportfähige Modi besitzen.
- Allgemeinfunktionen: Im Vergleich zu anderen Smartwatches bieten Garmin-Geräte weniger allgemeine Funktionen wie Apps, Musikstreaming oder eine Integration von Benachrichtigungen.

- Komplexität: Aufgrund der Vielzahl von Funktionen und Einstellungen kann die Uhr für neue Nutzer ziemlich anspruchsvoll sein. Es dauert einige Zeit, bis man sich mit allen Möglichkeiten vertraut gemacht hat.

Ich selbst habe den Oura-Ring und das Whoop ein paar Wochen lang getestet und schnell gemerkt, dass man nicht alle Daten ernst nehmen sollte. Abends lag ich zum Beispiel im Bett und schnappte mir noch ein Buch. Am nächsten Morgen zeigte mir das Band eine superlange Einschlafzeit an – der Tracker hat einfach nicht verstanden, dass das Buch so spannend war und ich einfach nur gelesen habe.

Beim Sport muckte der Ring manchmal, denn durch den Schweiß wurde der Kontakt zwischen Finger und Ringsensor unterbrochen. Daher wurde meine Sporteinheit mehrmals nicht aufgezeichnet.

Machen oder sein lassen?

Aber Hand aufs Herz, man sollte abwägen, ob man wirklich einen Healthtracker benötigt und welchen. Damit dir die Entscheidung etwas leichterfällt, hier noch ein paar Argumente dafür und dagegen. Sinnvoll ist ein Healthtracker für dich, wenn du Motivation benötigst oder dein innerer Schweinehund doch manchmal stärker ist als du! Der Oura-Ring und die Apple Watch erinnern dich nämlich daran, ihn abzuschütteln, indem sie dir signalisieren, beispielsweise aufzustehen oder dich zu bewegen. Sie können dir zudem helfen, ein besseres Körperbewusstsein zu bekommen und deine Gesundheit im Auge zu behalten. Ein weiterer Punkt ist, dass die Übersicht der Health-Daten auch für deinen Arzt interessant sein kann. Etwa dann, wenn du deinen Tracker mit einem Blutzuckermessgerät verknüpft hast oder Herzschlag- und Schlafdaten und so weiter mit ihm teilst.

Dagegen spricht, dass die Daten nicht immer ganz genau sind, was zu falschen Schlussfolgerungen oder Entscheidungen führen kann. Sie setzen einen unter Stress, weil man ständig auf die erfassten Daten schaut und dann eventuell verunsichert ist. Besser wäre es, auf die eigenen Körpersignale zu hören. Tracker können zum Beispiel auch soziale und psychische Faktoren, die ja auch einen sehr hohen Einfluss auf die Gesundheit haben, gar nicht oder nicht zufriedenstellend erfassen.

Heute schon gemessen – die wichtigsten Biomarker

Die Tracker sammeln jede Menge Daten, egal ob wir in Bewegung sind, uns ausruhen oder schlafen. Bei aller Vorsicht, wenn es um die Genauigkeit der Daten geht, können sie eine hilfreiche Orientierung bieten. Damit du nicht den Überblick verlierst, hier die wichtigsten Health-Daten und ihre Bedeutung:

- Atemfrequenz: Sie verrät, wie oft du pro Minute atmest. Zu schnell kann beispielsweise auf Stress hinweisen, zu wenig auf Müdigkeit.
- Herzfrequenz: Dabei wird deine Herzfrequenz gemessen – in der Regel liegt der Ruhepuls zwischen 60 und 100 Schlägen pro Minute.
- Herzfrequenzvariabilität (HRV): Ist ein Maß für die zeitliche Variation zwischen aufeinanderfolgenden Herzschlä-

gen und wird oft als Indikator für die allgemeine Gesundheit und das Wohlbefinden verwendet. Eine erhöhte HRV kann anzeigen, dass der Körper gut erholt ist, während eine verringerte auf Übertraining oder unzureichende Erholung hinweisen kann.

- VO_2max – maximale Sauerstoffaufnahme: Dieser Wert leitet sich von »V« wie Volumen, »O_2« für Sauerstoff und »max« für Maximum ab. Er verrät, wie hoch die maximale Sauerstoffmenge ist, die dein Körper während eines Workouts aufnehmen und deinen Muskeln und umliegendem Gewebe zu Verfügung stellen kann. Je höher der Wert ist, desto fitter bist du.
- Schritte zählen: Die Tracker messen die Schrittzahl und überwachen so auch, wie sehr du dich bewegst. Meistens empfehlen sie eine Schrittmenge zwischen 7500 und 10 000 Schritten.
- Kalorienverbrauch: Die Tracker berechnen deine verbrauchten Kalorien, indem sie deine Herzfrequenz- und Bewegungsdaten erfassen und auswerten. Dabei unterscheiden sie in der Regel zwischen deinem Ruheverbrauch (das heißt Grundumsatz, also der Wert, den dein Körper ohne Bewegung verbrauchen würde) und der Aktivitätsenergie (das ist die Anzahl der Kalorien, die du zusätzlich durch Bewegung verbrauchst). Das Ganze wird noch genauer, wenn du den Tracker mit deiner Körpergröße und deinem -gewicht programmieren kannst.
- Schlafwerte: Hier werden deine Schlafphasen aufgezeichnet, um dir einen Überblick über deine Schlafqualität zu geben. Dabei wird in Non-REM-Schlaf und REM-Schlaf

unterschieden, und du kannst genau erkennen, wie lange du zum Einschlafen gebraucht hast, wie oft du nachts wach geworden bist oder wie lange deine Tiefschlafphase war.

STAY-HEALTHY-HACKS – MIT UND OHNE TRACKER

 # 43 Immer zur gleichen Zeit ins Bett gehen und aufstehen Damit unterstützt du deinen natürlichen Schlaf-wach-Rhythmus. Denn dein Körper gewöhnt sich an diese Zeiten und beginnt rechtzeitig, das Schlafhormon Melatonin zu produzieren. Und schon schlummerst du besser.

 # 44 Stairway to Heaven Lieber die Treppe als den Fahrstuhl nehmen.

 # 45 Get up and move! Bei längerer sitzender Tätigkeit kurz aufstehen und die Beine bewegen. Das fördert die Durchblutung und aktiviert die Muskelpumpe in den Waden, die hilft, das Blut aus den Beinvenen zurück zum Herzen zu transportieren. Damit kannst du dicke Beine und Stauungen vermeiden sowie das Risiko von Krampfadern verringern.

Satte Sache – Ernährung

»Jeder Körper ist anders und reagiert anders. Jeder hat unterschiedliche Bedürfnisse. Nimm dir deine Zeit! Hör auf deinen Körper!«

WHAT TO EAT, ODER: WIE ISST MAN EIGENTLICH GESUND?

Sich gesund zu ernähren ist nicht gleichbedeutend mit restriktiven Diäten, dem Verzicht auf alles, was dir schmeckt, oder einer radikalen (und nicht nachhaltigen) Umstellung der Gewohnheiten von heute auf morgen – und sollte es auch nicht sein.

Zum Glück kann man auch mit kleinen Veränderungen in den Ernährungsgewohnheiten viel bewirken. Das wahre Erfolgsgeheimnis besteht darin, dass du es langsam angehen solltest. Nimm einen Step nach dem anderen und sei dir gegenüber nachsichtig. Ein simples, gesundes Morgenritual kann die Richtung für den ganzen Tag vorgeben. Wer morgens schon das Gefühl hat, sich etwas Gutes getan zu haben, ist motiviert für den restlichen Tag.

Und auch wenn du mal nicht gesund isst, brauchst du dich absolut nicht schuldig zu fühlen. Also gönn dir auch mal etwas wie zum Beispiel ein kleines Stück Schokolade, das ist extrem wichtig und Teil des Erfolgs!

ALINAS STORY: NEVER SAY NEVER!

Noch vor ein paar Jahren sah ich komplett anders aus – ich wog zehn Kilo mehr und fühlte mich nicht so wirklich wohl in meiner Haut. Als ich das erste Mal etwas darüber postete, frage mich eine Followerin, warum ich die Bilder der früheren Alina nicht zeige.Der Grund war, weil es eine lange Zeit eine sehr, sehr tiefe Wunde für mich gewesen war. Aber versteht mich jetzt nicht falsch, ich beziehe mich damit nicht auf das Äußere. Beide Körper sind beziehungsweise waren schön. Meine Veränderung war vor allem eine mentale und psychische. Der Körper war nur ein Sideeffekt meiner Reise. Ich habe in dieser Zeit viel über ihn gelernt, wie er reagiert, was mir guttut und was ich tun kann, um mich rundum wohl und glücklich zu fühlen. Und das ging nicht von heute auf morgen. Genauso wenig wie Crashdiäten, Shakes oder irgendein anderer Trend, der einem eine Body-Transformation in ein paar Tagen oder zwei Wochen vorgaukelt – aber schließlich doch nur in Frust und Jo-Jo-Effekten endet. Auch ich habe mich wochenlang nur von Salat und Gemüse ernährt, mein Essen auf dem Teller hin- und hergeschoben und bin gejoggt wie eine Wilde. Ob mich das meinem Ziel nähergebracht hat? Nein, nicht wirklich.
Im Endeffekt war es ein langwieriger Prozess mit einer Ernährungsumstellung. Du musst wissen, jeder Körper ist und reagiert anders. Jeder hat unterschiedliche Bedürfnisse. Inzwischen habe ich die damalige traurige, ängstliche und zerbrochene Alina hinter mir gelassen. Sie heilt, wird aber immer ein Teil von mir sein. Ohne sie und ihre Ängste wäre ich nicht da, wo ich heute bin. Deshalb bin ich dankbar für jede Herausforderung, die ich damals zu bewältigen hatte. Ich bin stark und wachse jeden Tag. Und das Wichtigste: Du kannst das auch. Du kannst alles erreichen. Du musst nur an dich glauben! Also *never say never!*

Bei den Ernährungsempfehlungen hat sich in den letzten Jahren so einiges geändert. »Fett macht fett« – das hörten wir jahrelang von Ernährungsexperten. Kohlenhydrate sollte man verzehren, um satt zu werden – und zwar reichlich! Doch die Forschung war fleißig. Inzwischen weiß man glücklicherweise mehr über gesunde Ernährung und wie die einzelnen Nährstoffe im Körper miteinander agieren.

Aber der Reihe nach. Erst einmal zu den einzelnen Bestandteilen unserer Nahrung. Beginnen wir mit den Makro- und Mikronährstoffen.

Makronährstoffe

Sie sind sozusagen die Promis der Ernährungswelt, denn sie sind die Hauptlieferanten von Energie und die notwendigen Substanzen, die unser Körper braucht, um zu funktionieren und zu gedeihen. Dabei kannst du zwischen drei Haupttypen von Makronährstoffen unterscheiden: Kohlenhydrate, Proteine und Fette. Alle drei zusammen bilden sozusagen das Dream-Team, das unseren Körper am Laufen hält.

Daher ist eine ausgewogene Ernährung, die alle drei Makronährstoffe in angemessenen Mengen enthält, der Schlüssel zu einem gesunden Leben. Jeder dieser Nährstoffe hat spezifische Funktionen im Körper. Diese schauen wir uns jetzt gleich mal im Einzelnen an – immer mit der Frage im Hinterkopf, welche Makronährstoffe unser Körper in welchem Ausmaß braucht, um optimal funktionieren zu können.

Kohlenhydrate

Diese Nährstoffe sind die wichtigsten Bausteine der Energiegewinnung für Gehirn, Muskeln und das Nervensystem. Sie werden in Zucker umgewandelt und geben dir den Brennstoff, den du brauchst, um durch den Tag zu kommen. Aber Vorsicht, nicht alle Kohlenhydrate sind gleich! Komplexe Kohlenhydrate, wie sie in Vollkornprodukten oder Gemüse vorkommen, sind die A-Lister und besonders wertvoll, da sie zusätzlich Ballaststoffe enthalten, die die Verdauung fördern und das Sättigungsgefühl erhöhen. Einfache Kohlenhydrate wie Weißmehlprodukte oder Süßigkeiten sind eher die berüchtigten Partycrasher.

Ballaststoffe führen übrigens ganz zu Unrecht ein Schattendasein in unserer Ernährung, denn sie sind der Schlüssel für einen optimalen Stoffwechsel. Warum? Ballaststoffe sind unverdaulich: Der Körper verbraucht Kalorien, um sie abzubauen. Heißt also: Je mehr Ballaststoffe du zu dir nimmst, desto besser wird dein Stoffwechsel. On top halten sie unseren Blutzucker stabil. Ballaststoffreich sind Obst, Gemüse und Vollkorngetreide. Wichtig ist, parallel viel Wasser zu trinken. Dadurch quellen die Ballaststoffe im Magen auf und machen lange satt.

Proteine

Eiweiße sind die Bodybuilder unter den Makronährstoffen. Sie sind für den Aufbau von Muskeln verantwortlich und spielen eine Schlüsselrolle bei der Bildung von Enzymen und Hormonen. Sie sind entscheidend für das Wachstum, die Reparatur und die Erhaltung aller Körpergewebe. Proteine finden sich in Fleisch, Fisch, Eiern, Milchprodukten, Nüssen und Hülsenfrüchten.

WISSENS-FACT
1 × 1 Proteinpulver

1. WHEY-PROTEIN = MOLKENEIWEISS

Hinter dem allgegenwärtigen Whey-Protein, wie du es fast immer im Fitnessstudio bekommst oder in der Großpackung günstig im Internet kaufen kannst, verbirgt sich aus Kuhmilch gewonnenes Molkeneiweiß. Interessanterweise ist dies selbst vielen Konsumenten der Shakes nicht bewusst. Falls du eine vegane oder möglichst milchfreie Ernährung anstrebst, fällt Whey-Protein daher bereits durch das Raster. Weitere Argumente gegen solche tierischen Proteine sind mögliche Allergien und Unverträglichkeiten, auf die ich gleich noch im Detail zu sprechen komme.

2. ZUSATZSTOFFE

Wenn du dir die Inhaltsstoffe vieler Proteinpulver etwas genauer anschaust, wirst du vermutlich mit den Augen rollen. Neben den erwünschten Aminosäuren enthalten die Pulver häufig einen bunten Cocktail an ominösen Zusatzstoffen, Aromen und Süßungsmitteln. Hier ist wichtig anzumerken: Nicht jeder Zusatzstoff, der den Geschmack und die Süße eines Shakes beeinflusst, ist per se schlecht. Auch hier besteht die Kunst darin, Überflüssiges und Ungesundes wegzulassen und nur Zusätze zu verwenden, die vollkommen unbedenklich sind.

3. VEGANES PROTEIN IST BESSER BEKÖMMLICH

Das helle Whey-Pulver kommt unschuldig daher, kann dir aber Nebenwirkungen bescheren, auf die du gut verzichten kannst. Besonders häufig wird von Hautunreinheiten oder Verdauungsbeschwerden berichtet. Manchen Whey-Proteinen werden daher zusätzliche Verdauungsenzyme zugesetzt, um sie besser verträglich zu machen. Trotzdem bist du mit einem veganen Proteinpulver häufig deutlich entspannter unterwegs. Zudem enthält es in der Regel auch wertvolle Ballaststoffe und ist besser bekömmlich.

4. VEGANES PROTEIN IST BESSER FÜR UMWELT UND TIERSCHUTZ

Neben guten Gründen, die deine Gesundheit betreffen, ist das Thema Tierwohl und Umweltschutz natürlich auch bei Proteinen von Bedeutung. Kannst du sagen, woher das Whey-Protein in einem x-beliebigen Shake stammt? Welche Milch von welchen Kühen verarbeitet wurde? Und ob alle Standards artgerechter Tierhaltung berücksichtigt wurden? Neben solchen Fragen drängen sich beim Whey-Protein allgemeine Aspekte des Umweltschutzes auf. Auch in dieser Hinsicht bist du mit veganen Protein-Shakes besser aufgestellt. Hier sind erst gar keine Tiere bei der Herstellung beteiligt, zudem fällt die Klimabilanz von Pflanzen durchschnittlich besser aus.

5. EIN VEGANER PROTEIN-SHAKE IST GENAUSO WIRKSAM WIE WHEY

Zu guter Letzt möchte ich noch schnell mit einem hartnäckigen Mythos aufräumen. Oft wird behauptet, Whey und tierische Proteine seien für den Körper und Muskelaufbau »besser« als pflanzliche Produkte. Der Mythos der angeblich höheren Effektivität von Whey beim Abnehmen und Muskelaufbau wird durch Studien mittlerweile widerlegt. Und selbst wenn ein minimaler Unterschied in der biologischen Wertigkeit bestehen sollte, wird er für den Großteil von uns irrelevant sein.

Proteine sind echte Sattmacher und helfen beim Abnehmen. Der Appetit wird gezügelt. Wenn du ein paar Pfunde verlieren möchtest, ist es smart in jede Mahlzeit eine Proteinquelle zu integrieren, um die gesundheitlichen Vorteile optimal zu nutzen.

Fette

Fett hat rund neun Kalorien pro Gramm und sind damit der kaloriendichteste Makronährstoff. Daher stammt auch ihr schlechter Ruf, aber so schlimm sind sie eigentlich gar nicht. Denn sie sind beispielsweise notwendig für die Aufnahme fettlöslicher Vitamine (wie die Vitamine A, D, E und K), die Produktion von Hormonen, aber auch die Isolierung unseres Körpers. Fett ist also nicht gleich Fett und macht auch nicht fett.

Nicht wirklich gut und eher eine potenzielle Quelle für Speckröllchen sind tatsächlich die gesättigten Fette. Die kann der Körper zwar auch selbst herstellen, aber als Nahrungsbestandteil sind sie eher unvorteilhaft, da sie den Cholesterinspiegel nach oben treiben und so zum Beispiel Herz-Kreislauf-Erkrankungen langfristig begünstigen. Sie stecken etwa in Fast Food, Fleisch oder Wurst. Auch Kokosfett und Palmöl bestehen überwiegend aus gesättigten Fettsäuren.

Der »guten« Gegenspieler sind die ungesättigten Fette, die sehr wichtig für unseren Körper sind. Wir brauchen sie als Grundbausteine unserer Hormone, aber auch um bestimmte Nährstoffe aufnehmen zu können. Zudem können sie das Risiko für Herz-Kreislauf-Erkrankungen und Arteriosklerose verringern. Doch hier muss noch zwischen einfach ungesättigten Fetten (MUFAs – *monounsaturated fatty acids*) und mehrfach ungesättigten Fetten (PUFAs – *polyunsaturated fatty acids*) unterschieden werden:

- Einfach ungesättigte Fette sind reichlich in pflanzlichen Ölen wie Olivenöl, Nüssen und Samen sowie fettreichen Früchten wie Avocado enthalten. Sie sind empfindlicher gegenüber Hitze und Licht, werden daher leider auch schneller ranzig.
- Mehrfach ungesättigte Fette sind zum Beispiel Omega-6- und Omega-3-Fettsäuren. Omega-3-Fettsäuren finden sich in pflanzlichen (einigen Nüssen und Samen) und marinen Quellen (Fisch, Meeresfrüchte, Algen). Omega-6-Fettsäuren stecken dagegen in pflanzlichen Ölen, Nüssen und in tierischen Lebensmitteln wie Huhn, Schwein oder Eiern.

Was viele nicht wissen: Heutzutage enthält unsere Nahrung im Durchschnitt zehn- bis zwanzigmal mehr Omega-6- als Omega-3-Fettsäuren. Während Omega-6-Fettsäuren tendenziell eher entzündungsfördernde Eigenschaften aufweisen – dennoch sind sie wichtig für die Regeneration, Wundheilung und Infektabwehr, aber eben in Maßen –, haben die Omega-3-Fettsäuren eher entzündungshemmende und schützen so unter anderem Herz, Arterien, Hirn und Augen. Aus diesem Grund ist eine Omega-Balance wichtig, auch weil unser Stoffwechsel Omega-6- und Omega-3-Fettsäuren mithilfe ein und desselben Enzyms verarbeitet. Sind alle Enzyme mit Omega-6-Fettsäuren »besetzt«, kann der Körper keine Omega-3-Fettsäuren aufnehmen. Also achte auf das richtige Verhältnis von Omega-6- und Omega-3-Fettsäuren in deinem Körper – ideal ist das Verhältnis 2:1, also die zweifache Menge an Omega-6- zu Omega-3-Fettsäuren. Ein gesundes Öl sollte nicht mehr als fünfmal so viele Omega-6- als Omega-3-Fettsäuren enthalten. Besonders schlecht schneidet hier Sonnenblumenöl ab.

Sind die Omega-6-Fettsäuren im Verhältnis zu hoch (und die Realität liegt leider eher bei 10:1, in den USA sogar bei 20:1), kann das Entzündungen fördern, und das Immunsystem leidet. Was erklärt, warum durch Entzündungen verursachte Krankheiten wie Arteriosklerose, Arthritis, Autoimmunerkrankungen und Co. so immens zunehmen!

WISSENS-FACT
Das Öl-Ranking (Omega-6- zu Omega-3-Fettsäuren)

1. Leinöl 1:4
2. Rapsöl 2:1
3. Hanföl 3:1
4. Avocadoöl 8:1
5. Olivenöl 12:1
6. Sonnenblumenöl 120:1

Eine Kombination der Makronährstoffe ist wichtig für eine ausgewogene Ernährung – versuche also, möglichst viele verschiedene Lebensmittel in deinen Speiseplan zu integrieren, um deinen Körper mit allen notwendigen Vitaminen und Mineralien zu versorgen.

Mikronährstoffe

Und jetzt weiter zu den Mikronährstoffen. Wenn du oft müde oder ausgelaugt bist, schlecht schläfst oder unter häufigen Infekten leidest, dann könnte die Ursache ein Mangel an Mikronährstoffen sein. Das sind Substanzen in unserer Nahrung, ohne die wir nicht lebensfähig wären. Zu ihnen zählen Vitamine, Mineralstoffe und Spurenelemente. Im Gegensatz zu Makronährstoffen liefern sie zwar keine Energie, sind jedoch maßgeblich an den biologischen Grundfunktionen des Körpers beteiligt und damit entscheidend für alles – von der Energieproduktion und Immunabwehr bis hin zur Knochengesundheit und dem Schutz unserer Zellen.

Vitamin C, D und Zink sind zum Beispiel bekannt dafür, das Immunsystem bei der Abwehr von Krankheitserregern zu unterstützen. Sie spielen also eine wichtige Rolle, damit der Körper Antikörper bilden und Entzündungsprozesse regulieren kann. Eisen ist für den Sauerstofftransport von Bedeutung, und verschiedene B-Vitamine, insbesondere Vitamin B_6, B_{12} und Folsäure (Vitamin B_9), sind wichtig für die Bildung von Botenstoffen, die für die Weitergabe von Informationen von der einen zur nächsten Nervenzelle sorgen.

Ein Zuwenig an Mikronährstoffen kann gewaltige Auswirkungen auf unser Energieniveau und das individuelle Wohlbefinden haben. Sind wir nicht ausreichend mit ihnen versorgt, kann unser Körper nicht richtig funktionieren, und wir können unser volles Potenzial nicht ausschöpfen. Man kann sich den Körper wie eine biochemische Fabrik vorstellen. Fehlt es an Rohstoffen, kann dies zu einer Vielzahl von Gesundheitsproblemen führen. Auf kurze Sicht fühlen wir uns vielleicht müde, haben eine geringere Konzentrationsfähigkeit, eine schlechtere Immunabwehr oder Störungen im Hormonhaushalt. Aber langfristig können chronische Krankheiten entstehen, wie Arteriosklerose, Osteoporose, Fettstoffwechselstörungen, Diabetes, psychische Erkrankungen und so weiter.

Diese Nährstoffe spielen also eine zentrale Rolle, wenn es darum geht, den Zellstoffwechsel zu schützen und die Regenerationsfähigkeit zu verbessern. Deshalb lohnt es sich auf jeden Fall, hier mal genauer hinzuschauen.

Der Tagesbedarf, sowohl von Mikro- als auch Makronährstoffen, ist individuell und hängt von vielen Faktoren wie Geschlecht, Körpergewicht oder dem Aktivitätslevel ab.

Mein idealer Ernährungstag

Ich versuche, jeden Morgen ruhig beginnen zu lassen mit natürlichem Licht und zum Beispiel einer Meditation, Yoga oder Pilates, um mein Nervensystem positiv zu beeinflussen. Nachts verlieren wir viel Flüssigkeit durch die Atmung, weshalb ich gern mit einem großen Glas Wasser oder ungesüßtem Tee in den Tag starte. Prä- und Probiotika gibt es dann auf nüchternen Magen, um mein Darmmikrobiom und die Verdauung zu unterstützen.

Für den perfekten Start in den Tag liebe ich eine proteinreiche Mahlzeit, die lange sättigt und den Blutzucker stabil hält. Heißhunger hat so keine Chance! Zwischendrin sind Snacks mit Ballaststoffanteil super, ich bin allerdings auch ein Fan davon, dem Verdauungstrakt Pausen zu gewähren, um ordentlich verdauen zu können. In unserer Gesellschaft sind wir doch ständig am Snacken, und der Darm kommt häufig gar nicht zur Ruhe. Die Folge davon können Blähungen oder Schmerzen sein.

Auch mein Mittagessen hat häufig einen Proteinfokus, beispielsweise mit Hülsenfrüchten, viel frischem Gemüse und leicht verdaulichen Kohlenhydraten.

WISSENS-FACT
Top-Nährstoffquellen

VITAMIN C

Hagebutte, Johannisbeeren, Paprika, Petersilie, Brokkoli

KALZIUM

Milchprodukte, Weizen, Vollkorn, Lachs, grünes Blattgemüse

MAGNESIUM

Grünes Blattgemüse, Bohnen, Nüsse

OMEGA-3-FETTSÄUREN

Leinsamen, Walnuss, Lachs, Chiasamen, Hanfsamen

EIWEISS

Erdnüsse, Skyr, Tofu, Seitan, Linsen

SELEN

Paranüsse, Weizenkeime, Steinpilze, Eier, Algen

ZINK

Bohnen, Nüsse, Milchprodukte, Rindfleisch, Hühnchen

EISEN

Kürbiskerne, Sesam, Spinat, Sojabohnen, Pistazien, Leinsamen

B-VITAMINE

Fisch, Eier, Milch, Käse

BALLASTSTOFFE

Äpfel, Flohsamen, Flohsamenschalen, Hülsenfrüchte

Am Abend versuche ich, nicht zu spät zu essen, um meinen Schlaf nicht negativ durch die Verdauung zu beeinflussen, das bedeutet konkret: etwa drei bis vier Stunden, bevor ich ins Bett gehe.

Ich mag abends gern eine warme Mahlzeit, eventuell mit Fisch und gedünstetem Gemüse. Ich würde dir empfehlen, Rohkost abends aufgrund der Schlafqualität eher zu meiden. Das ist aber individuell, wenn du es gut verträgst, ist das super.

Und noch ein Tipp: Wichtig ist, die meisten Nährstoffe in Form von »echten« Lebensmitteln zu sich zu nehmen (Fermentiertes, Hülsenfrüchte, Gemüse, Nüsse, Obst) und erst dann auf Supplements zurückzugreifen. Du liebst Nüsse? Gut für dich, denn schon zwei Handvoll davon täglich senken das Herzinfarktrisiko um 30 Prozent und das Krebsrisiko um 15 Prozent. Welche? Allen voran Erdnüsse (Hülsenfrüchte!), dann Paranüsse, Walnüsse, Mandeln, Pistazien und Haselnüsse.

Nahrungsmittelunverträglichkeit

Das kennst du bestimmt auch. Du hast gerade eine Portion Nudeln verdrückt, und wenig später gleicht dein Bauch einem Ballon, oder du hast Bauchschmerzen, Blähungen oder Durchfall. Der Grund kann eine Unverträglichkeit sein – also eine Reaktion deines Körpers auf bestimmte Nahrungsmittel wie Gluten, Fruktose, Laktose oder bestimmte Zusatzstoffe.

Nicht immer ist es jedoch wirklich eine Unverträglichkeit. Manchmal kann es sein, dass unsere Darmbarriere durch Stress und Cortisol ein wenig angegriffen ist. Dann schlagen Unverträglichkeitstests an, weil die Darmwand permeabel ist und diese Oberflächen von den Tests erkannt werden. Antikörper vom Typ

Immunglobulin-G werden vom körpereigenen Abwehrsystem grundsätzlich beim Kontakt mit Nahrungsmitteln gebildet, das findet auch bei gesunden Menschen an der Darmschleimhaut statt. Daher sind Unverträglichkeitstests oftmals wenig aussagekräftig. Lieber direkt zum Arzt oder zur Ärztin gehen – am besten zu einem Facharzt oder einer Fachärztin, der oder die sich mit Ernährung und Unverträglichkeiten auskennt.

ALINAS TIPP: MEINE FOODFAVORITEN

- **BREAKFAST**: Zum Frühstück liebe ich eine Skyr-Bowl getoppt mit Leinsamen (Ballaststoffe), Beeren (die sind blutzuckerfreundlich und enthalten on top noch viele Antioxidantien), Hanfsamen (gesunde Fette) und Nussmus. Für mich der perfekte Start in den Tag, da die Bowl viele Proteine enthält und mich dadurch lange satt macht.
- **SNACK:** Gemüsesticks mit Hummus, Käse oder Nüssen.
- **MITTAGESSEN**: Vollkornbrote mit Avocado und Ei. Das ist super für deinen Blutzuckerspiegel.
- Du willst auf den Pro-Level für den Blutzuckerspiegel upgraden? Dann iss davor noch einen kleinen Salat (siehe auch das Kapitel »Sugar's High – Blutzucker«) oder etwas Rohkost.
- **DESSERT**: Ein paar Sweets gehören auch dazu, denn die Balance macht's. Mein Favorit sind Medjool-Datteln mit Schokolade und Nussmus.
- **ABENDESSEN**: Eine Bowl mit reichlich Gemüse, Proteinen und Fetten – und wer mag, noch eine Kohlenhydratquelle on top kombinieren.

Eine gründliche Diagnose kann helfen, die wahren Ursachen der Beschwerden zu identifizieren. Oftmals reicht eine Ernährungsumstellung oder die Reduktion von Stress, um die Symptome zu lindern. Geduld und eine sorgfältige Beobachtung der eigenen Reaktionen auf bestimmte Lebensmittel sind dabei entscheidend.

Gibt es eigentlich das Anti-Entzündungs-Superfood?

Sogar einige! Am besten eignen sich alle Foods mit einem hohen Anteil an Antioxidantien. Dazu zählen zum Beispiel Beeren, frische Kräuter oder Brokkoli. Aber auch Polyphenole gehören zu den absoluten Foodhelden. Was das ist? Polyphenole sind sogenannte sekundäre Pflanzenstoffe, die in Obst, Gemüse und Getreide vorkommen. Sie tragen maßgeblich dazu bei, dass die verschiedenen Obst- und Gemüsesorten so unterschiedliche Farben und Geschmacksrichtungen aufweisen. Den Pflanzen dienen Polyphenole oft als Schutz gegen Fressfeinde oder die Sonneneinstrahlung. Der Mensch kann durch ihre Aufnahme von ihrer antioxidativen Wirkung profitieren. Antioxidativ bedeutet: Eine Substanz ist in der Lage, freie Sauerstoffradikale im Körper zu binden und unschädlich zu machen. Damit können Schäden an den Zellen, wie sie durch einen Überschuss freier Radikale entstehen, vermieden werden. Das Gute an den Polyphenolen ist: Sie stecken häufig in Lebensmitteln, die ohnehin gesund sind, wie zum Beispiel Gemüse und Obst. Aber auch in Tee, Kaffee, roten Trauben, Wein und dunkler Schokolade.

WISSENS-FACT

Die Top Ten der gesündesten Lebensmittel

Wenn du gesund essen willst, sollten diese zehn Nahrungsmittel auf deinem Speiseplan stehen. Laut Centers for Disease Control and Prevention sind sie die gesündesten der Welt.

1. BRUNNENKRESSE

Sie enthält tatsächlich mehr Vitamin C als eine Orange. Außerdem hilft sie mit ihrem hohen Gehalt an Antioxidantien, Entzündungen zu bekämpfen und das Immunsystem zu stärken.

2. CHINAKOHL

Ein echter Alleskönner. In ihm stecken jede Menge Kalzium für die Knochen, Folsäure für die Zellteilung, Ballaststoffe für die Verdauung und Eisen.

3. MANGOLD

Dieses grüne Blattgemüse enthält viele sekundäre Pflanzenstoffe, die prima für deine Gesundheit sind und auch noch positiv auf deinen Fettstoffwechsel wirken. Es schmeckt lecker in Salaten oder als Gemüsebeilage.

4. ROTE BETE

Die rote Knolle hat es in sich. Sie enthält Betain, das die Leberfunktion unterstützt und Entzündungen reduziert. Zudem senkt sie den Blutdruck, verbessert die Ausdauer und fördert die Durchblutung.

5. SPINAT

Eine prima Quelle für Folsäure, Eisen, Kalium und Magnesium. Eisen unterstützt die Blutbildung, und Magnesium hilft gegen Stress und Müdigkeit. Und das Beste: Er schmeckt sowohl roh als Salat als auch gekocht.

6. CHICORÉE

Dieser bittere Salat ist ein Geheimtipp für die Leber. Er regt die Produktion von Gallenflüssigkeit an, die für die Fettverdauung wichtig ist. Zudem hilft er, den Cholesterinspiegel zu senken und den Appetit zu zügeln.

7. GARTENSALAT

Der perfekte Begleiter für jedes Essen. Er ist reich an Wasser und Ballaststoffen, die dich satt und hydratisiert halten. Er enthält auch viele sekundäre Pflanzenstoffe, die vor freien Radikalen schützen.

8. FRISCHE PETERSILIE

Mehr als nur Deko! Sie ist ein Superfood mit Vitamin K und Chlorophyll, die die Blutgerinnung und die Entgiftung fördern.

9. RÖMERSALAT

Der Star der Caesar-Salate. Er enthält viel Eiweiß, das für den Muskelaufbau wichtig ist, sowie Kalium, das den Blutdruck reguliert. On top ist er eine super Quelle für Vitamin A und C.

10. BLATTKOHL

Hat mehr Vitamin A als Karotten, mehr Vitamin C als Zitronen und mehr Kalzium als Milch. Er schützt vor Krebs, Diabetes und Herzkrankheiten.

 # 46 Kaffee/Matcha Weshalb sorgen Kaffee und Matcha für ein längeres Leben? Sie enthalten beide Koffein, das die Herzfrequenz erhöht und die Durchblutung fördert. Außerdem haben sie viele Antioxidantien, die freie Radikale bekämpfen und die Zellen schützen. Der Matcha enthält zudem L-Theanin, das dein Nervensystem positiv beeinflussen kann.

 # 47 Milchalternativen – good for you Nun, es gibt viele Gründe, warum man lieber Erbsen-, Mandel- oder Sojamilch trinken sollte als Kuhmilch. Zum Beispiel enthalten Milchalternativen weniger Fett, Cholesterin und Hormone, die der Gesundheit schaden können. Sie sind auch reich an pflanzlichen Proteinen, Ballaststoffen und Antioxidantien, die das Immunsystem stärken und Entzündungen reduzieren. Du solltest lediglich darauf achten, dass die Zutatenliste kurz ist und keine unnötigen Öle, Aromen oder Zusatzstoffe enthalten sind. Viele Milchalternativen kann man sogar zu Hause selbst zubereiten.

 # 48 Proteinpulver – vegan versus tierisch Was ist besser? Veganes Proteinpulver oder tierisches? Das ist eine Frage, die viele Sportler und Fitnessfans beschäftigt. Die Antwort ist nicht so einfach, wie man vielleicht denkt. Denn beide Arten von Proteinpulver haben ihre Vor- und Nachteile. Veganes Proteinpulver besteht meist aus pflanzlichen Quellen wie Soja, Erbsen, Reis oder Hanf. Es hat den Vorteil, dass es keine tierischen Produkte enthält, die für manche Menschen unverträglich oder ethisch bedenklich sind. Außerdem kann veganes Proteinpulver mehr gesundheitsförderliche Ballaststoffe und Antioxidantien liefern. Allerdings hat veganes Proteinpulver oft einen niedrigeren Proteingehalt und eine geringere biologische Wertigkeit als tierisches Proteinpulver. Das bedeutet, dass man mehr davon konsumieren muss, um den gleichen Effekt zu erzielen. Zudem kann veganes Proteinpulver einen unangenehmen Geschmack oder Geruch haben, der nicht jedem gefällt. Tierisches Proteinpulver wird meist aus Milchprodukten wie Molke oder Kasein hergestellt. Es hat den Vorteil, dass es einen hohen Proteingehalt und eine hohe biologische Wertigkeit hat. Das bedeutet, dass es vom Körper gut aufgenommen und verwertet wird. Außerdem kann tierisches Proteinpulver mehr essenzielle Aminosäuren liefern, die für den Muskelaufbau wichtig sind. Allerdings hat es auch einige Nachteile. Es kann Laktose enthalten, die für manche Menschen schwer verdaulich ist. Oder auch Hormone oder Antibiotika, die aus der Tierhaltung stammen und negative Auswirkungen auf die Gesundheit haben können. Daher immer auf die Herkunft achten!

Biologische Wertigkeit pflanzlicher Eiweißquellen:

- Sojabohnen: etwa 53 Prozent
- Erdnüsse: etwa 48 Prozent
- Linsen: etwa 33 Prozent
- Haferflocken: etwa 60 Prozent
- Chiasamen: etwa 115 Prozent
- Cashewnüsse: etwa 64 Prozent
- Roggen: etwa 83 Prozent
- Erbsen: etwa 43 Prozent

Fazit: Ob veganes oder tierisches Proteinpulver besser ist, hängt von den individuellen Bedürfnissen und Präferenzen ab.

Beide Arten von Proteinpulver können eine sinnvolle Ergänzung zur Ernährung sein, wenn man sie richtig dosiert und kombiniert. Am besten probiert man verschiedene Sorten aus und findet heraus, was einem am besten schmeckt und bekommt.

 # 49 Dunkle Schokolade – nasch dich glücklich! Denn dunkle Schokolade (je dunkler, desto besser, und je höher der Kakaoanteil, desto weniger Zucker und Fett enthält sie – daher auf einen Kakaoanteil von mindestens 70 Prozent achten!) kann deine Stimmung verbessern, indem sie die Ausschüttung von Endorphinen und Serotonin anregt. Das sind die Hormone, die für Glücksgefühle verantwortlich sind. Auch Stress kann die Schoki mindern, indem sie den Cortisolspiegel senkt. Zudem enthält sie Antioxidantien, die freie Radikale im Körper bekämpfen (und uns so vor Zellschäden schützen) und Flavonoide, die entzündungshemmend wirken und das Immunsystem stärken. Auch für das Herz und das Gehirn ist der hohe Kakaoanteil gut. Und nicht zu vergessen: Sie schmeckt einfach superlecker! Wie viel du davon essen solltest? Experten empfehlen etwa 20 bis 30 Gramm pro Tag. Das entspricht etwa zwei bis drei Stückchen einer Tafel. Und noch eine gute Nachricht: In verschiedenen Untersuchungen hat sich gezeigt, dass 30 bis 45 Gramm dunkle Schokolade täglich weder dick machen noch sonst negative Auswirkungen auf deine Gesundheit haben.

 # 50 Lebensmittel reinigen mit Backpulver Wusstest du, dass man Lebensmittel mit Backpulver oder Natron reinigen kann? Backpulver ist nicht nur zum Backen gut, sondern auch zum Entfernen von Schmutz, Pestiziden und Bakterien von Obst und Gemüse. Einfach einen Teelöffel Backpulver in eine Schüssel mit Wasser geben und die Lebensmittel darin für 10 bis 15 Minuten einweichen. Dann gründlich abspülen und genießen!

Proteine und Heißhunger

Du kennst das bestimmt: Du hast gerade gegessen, aber nach kurzer Zeit meldet sich schon wieder dein Magen. Du hast Heißhunger auf etwas Süßes oder Salziges, obwohl du eigentlich satt sein solltest. Was ist da los? Die Antwort liegt oft in der Zusammensetzung deiner Mahlzeiten, wobei häufig ist ein Zuwenig an Protein schuld ist. Denn Eiweiß hat einen sehr sättigenden Effekt.
Hier ist deine Schritt-für-Schritt-Protein-Anleitung:

- Schritt 1: Falls du deinen Proteinbedarf noch nicht kennst, dann berechne ihn ganz einfach, indem du dein Körpergewicht mal zwei nimmst. Wichtig dabei zu wissen: Je nach körperlichem Ziel schwankt der Proteinbedarf, bei Vorerkrankungen der Niere kann er abweichen. In diesem Fall bitte mit deinem Arzt sprechen.
- Schritt 2: Deinen Proteinbedarf teilst du am besten auf etwa zwei bis drei Mahlzeiten und Zwischensnacks auf. Ich rechne dir das mal vor: Angenommen du wiegst 60 Kilogramm, dann liegt dein täglicher Proteinbedarf bei 120 Gramm. Diese verteilst du nun auf vier Mahlzeiten beziehungsweise Snacks à 30 Gramm Protein.
- Schritt 3: Prinzipiell sollte das Ziel sein, dass du möglichst viel deines Bedarfs durch natürliche Lebensmittel deckst und erst danach mit Ergänzungen arbeitest.

Probier es mal aus und beobachte, wie sich dein Hungergefühl dadurch verändert. Du wirst merken, dass du weniger Lust auf ungesunde Snacks hast und dich fitter und energiegeladener fühlst.

Ich habe auch ein paar Favoriten, wenn ich lange satt bleiben möchte. Gerade im stressigen Klinikalltag ist es kaum möglich, dann zu essen oder zu snacken, wenn der Magen knurrt. Meine Tops sind:

- Omelette mit Gemüse, Frischkäse mit Saatenbrot
- Overnight-Chia-Pudding mit Skyr, Beeren und Nussmus
- Selbst gemachtes Müsli aus Nüssen mit Milch oder Joghurt und Beeren
- Bagel mit Frischkäse, Salat und Putenbrust

Doch was kannst du essen, wenn du unterwegs bist oder den ganzen Tag im Office verbringst?

Voll im Trend: Meal Prep für die Woche

Der Klinikalltag ist stressig genug – und das Kantinenessen hält sich geschmacklich in Grenzen. Also lautet meine Devise meist Meal Prep. Meal Prep? Was ist das überhaupt? Der Trend stammt aus den USA. Und die Idee dahinter ist ganz simpel: Du bereitest dir für die Woche kleine Mahlzeiten-Basics vor – eigentlich nichts anderes als das gute alte Vorkochen – und sparst so an den restlichen Tagen viel Aufwand. Das kann dir extrem helfen, dich gesünder zu ernähren. Egal wie stressig der Alltag dann ist, ob eine Besprechung länger dauert oder keine Zeit zum Essengehen oder Einkaufen bleibt – man hat immer eine leckere Mahlzeit parat. Wenn du deine Speisen selbst zubereitest, weißt du außerdem genau, welche Zutaten du verwendest. Du tappst also nicht in versteckte Fett- oder Zuckerfallen.

Ich bereite mir ein Meal Prep entweder am Tag zuvor oder morgens vor. Mein Meal-Prep-Basic-Rezept:

1. Meist verwende ich für die Basis Hülsenfrüchte oder eine fertige Bowl ohne Zusatzstoffe.
2. Das toppe ich mit Gemüse (zum Beispiel Tomate, Gurke, Brokkoli oder Karotte) oder meinem selbst gemachten Kimchi (findest du unter »What I eat – Rezepte«).
3. On top streue ich ein paar Hanfsamen für gute Omega-3-Fettsäuren und Hefeflocken mit wichtigen B-Vitaminen.
4. Als Dressing gibt es meist einen Mix aus Apfelessig für den Blutzucker (siehe dazu auch Kapitel »Sugar's High – Blutzucker«), Olivenöl, Kurkuma, Salz, Pfeffer und Manuka-Honig. Kurkuma und Manuka-Honig wirken übrigens entzündungshemmend, positiv auf das Immunsystem und die Verdauung.

Probiere es einfach aus und variiere die Zutaten nach deinem Geschmack!

Noch ein Wort zu Tiefkühlgemüse: Die meisten denken wahrscheinlich, dass frisches Gemüse immer besser ist und viel mehr Vitamine enthält als gefrorenes. Das ist aber meistens nicht der Fall! Tiefkühlgemüse wird oft direkt nach der Ernte schockgefroren, wodurch die meisten Nährstoffe erhalten bleiben. Frisches Gemüse hingegen kann lange Transport- und Lagerzeiten hinter sich haben, bevor es in den Supermarkt oder auf deinen Teller kommt – und verliert dabei jede Menge Vitamine und Mineralstoffe. Und noch ein Pluspunkt: Tiefkühlgemüse ist praktisch, weil du es immer auf Vorrat haben kannst und es in der Regel gut portionierbar und schnell zubereitet ist.

Wasser marsch! Trinkst du genug?

Okay, wir alle wissen, trinken ist extrem wichtig, macht uns schön und leistungsfähig. Aber Tatsache ist: Viele von uns trinken im Alltag zu wenig. Die Deutsche Gesellschaft für Ernährung (DGE) empfiehlt zwischen 20 und 40 Milliliter pro Kilogramm Körpergewicht für einen gesunden Erwachsenen, bei Säuglingen und Kindern kann es sogar noch etwas mehr sein.
Hier sind drei Anzeichen, dass du zu wenig trinkst:

1. Fester Stuhlgang: Im Verdauungsvorgang wird deinem Stuhl Wasser entzogen. Trinkst du zu wenig oder hast extrem geschwitzt, kann der Stuhl eine härtere Konsistenz bekommen.
2. Dunkel gefärbter Urin: Je weniger Wasser du trinkst, desto intensiver ist das Gelb beziehungsweise desto konzentrierter ist der Urin. Das bedeutet im Umkehrschluss allerdings nicht, dass nur eine helle Urinfarbe ideal ist. Zum Beispiel hat der Harn morgens oft einen dunkleren Gelbton aufgrund des Harnstoffs.
3. Konzentrationsprobleme: Dein Gehirn besteht zu einem Großteil aus Wasser. Schon ein geringer Wasserverlust kann sich deshalb durch Konzentrationsstörungen oder Kopfschmerzen bemerkbar machen.

Mein Lieblingsgetränk ist Matcha, Grüntee in Pulverform. Es ist gerade ganz groß im Kommen. Das japanische Wort *Matcha* be-

deutet übersetzt nichts anderes als »gemahlener Tee«. In der Traditionellen Chinesischen Medizin wurde der Matcha, der in buddhistischen Klöstern hergestellt wurde, schon früh als Heilmittel eingesetzt. Nur etwa vier Prozent des japanischen Matcha werden ins Ausland verkauft, und die Qualitätsstufen variieren stark. Erstklassiges Pulver (Ceremonial Grade) erkennt man an der leuchtend grünen Farbe, die durch eine längere Wachstums- und Beschattungsdauer der Teeblätter zustande kommt. 30 Gramm davon kosten bis zu 80 Euro. Weil ich hier keinen fand, der meinen Vorstellungen entsprach, habe ich kurzerhand meinen eigenen Matcha auf den Markt gebracht (Much a Matcha von Onegevity). In ihm stecken Vitamine und Mineralstoffe, aber auch L-Theanin und jede Menge Antioxidantien. Wichtig ist allerdings, auf eine gute Qualität zu achten und ihn richtig zuzubereiten.
Matcha hat:

- 10-mal mehr Antioxidantien als normaler Tee,
- 7-mal mehr Antioxidantien als dunkle Schokolade,
- 17-mal mehr Antioxidantien als wilde Blaubeeren.

Ich bin der totale Matcha-Fan. Ob in Smoothies, als Matcha Latte, Iced Matcha oder pur – ich mag ihn in allen Varianten. Übrigens ist er auch ein fantastischer Jungbrunnen.

Das Geheimnis hinter dem Stoffwechsel

Es gibt diese Mädels, die essen können, was sie wollen, trotzdem super aussehen und sich wohl in ihrem Körper fühlen. Wie machen die das nur? Fakt ist, der Stoffwechsel ist keine fixe Größe. Er passt sich ständig an unsere Lebensumstände an. Was er aber gar nicht mag, ist, was viele tun: Diäten oder ein ständiges Kaloriendefizit.

Aber was genau passiert dann? Wenn du über einen längeren Zeitraum hinweg zu wenige Kalorien zu dir nimmst, kann das dazu führen, dass dein Körper an Muskelmasse abbaut, die Hormone und die Verdauung darunter leiden. Unser Körper beginnt dann, permanent einzusparen, wir bewegen uns weniger, und der Körper stellt auf Sparflamme.

Und dann – das hast du bestimmt auch schon gehört – glauben viele, dass der Stoffwechsel einschläft. Aber keine Sorge, die gute Nachricht ist: Der Stoffwechsel kann nicht einschlafen! Fährt er tatsächlich runter, kannst du ihn unterstützen und pushen.

Hier sind ein paar Tipps, um deinen Stoffwechsel zu unterstützen:

- Integriere Low-Impact-Work-outs wie Pilates, Reformer oder an den Geräten im Fitnessstudio. Denn Muskelmasse ist extrem wichtig für deine Gesundheit, schützt deinen Körper und steigert den Kalorienumsatz.
- Treibe weniger HIIT und Cardio (falls es dir große Freude bereitet, dann bitte nicht verzichten!).
- Steigere die Kalorienmenge langsam, damit sich dein Körper daran gewöhnen kann.
- Wichtig ist eine langsame Veränderung deiner Routine.
- Verbannen deine Waage – die sagt nämlich rein gar nichts aus! Denn Muskeln wiegen mehr als Fett. Schau einfach, wie du dich am wohlsten fühlst.

Egal wie du deinen Stoffwechsel pushen oder unterstützen möchtest. Denke daran: kein Grund zur Hektik. Lass es ganz langsam angehen. Drei Monate sind ein gutes Ziel, deinen Stoffwechsel auf ein neues Level zu bringen.

Vegane Ernährung: Ist es eigentlich gesund, vegan zu leben?

Ohne Zweifel, sich rein pflanzlich zu ernähren boomt. Immer mehr Menschen entscheiden sich dafür, auf Fleisch und alle tierischen Produkte zu verzichten. Das zeigt sich auch am deutlich gewachsenen Angebot an Produkten im Supermarkt, die vegan sind oder als Fleischersatz deklariert werden. Bestimmt kennst auch du jemanden, der sich vegan ernährt, oder lebst sogar selbst vegan oder vegetarisch. Die Gründe dafür sind vielfältig – genau wie die Meinungen dazu. Eine rein pflanzliche Ernährung kann zahlreiche gesundheitliche Vorteile haben. Uns beispielsweise gesünder altern lassen oder chronische Krankheiten wie Krebs und Herz-Kreislauf-Erkrankungen verhindern, sagen die einen. Eine vegane Ernährung liefert nicht ausreichend Nährstoffe – vor allem zu wenig Eiweiß, Vitamin B_{12} und Eisen – und ist deshalb gesundheitsschädigend, sagen die anderen.

Aber was stimmt nun wirklich? Ist es gesund, sich vegan zu ernähren? Und was sollte man dabei beachten?

Wer regelmäßig große Mengen rotes Fleisch und Wurst verzehrt, hat möglicherweise ein erhöhtes Risiko, an bestimmten Krebsarten zu erkranken. Hinzu kommt, dass sich bei rein pflanzlicher Ernährung die Zufuhr von bestimmten Vitaminen, Mineralien, Ballaststoffen und sekundären Pflanzenstoffen in der Regel erhöht. Studien konnten zeigen, dass sich vegan ernährende Menschen im Durchschnitt seltener an sogenannten Zivilisationskrankheiten wie Herz-Kreislauf-Erkrankungen oder Diabetes leiden. Das liegt auch daran, dass sie mehr Gemüse, Hülsenfrüchte, Vollkornprodukte, Obst und Nüsse essen als Menschen, die sich mit Fleisch und Co. ernähren. Beim Abnehmen und für einen gesunden Darm kann eine vegane Ernährung ebenfalls helfen. Zum einen aufgrund der meist geringeren Kaloriendichte pflanzlicher Nahrungsmittel, zum anderen wegen der erhöhten Anteile an prä- und probiotischen Nahrungsbestandteilen.

Aber – und hier kommt das große Aber: Durch eine vegane Ernährung wird es deutlich schwieriger, bestimmte Mikro- und Makronährstoffe in ausreichender Menge aufzunehmen. Das gilt vor allem für Proteine beziehungsweise essenzielle Aminosäuren (die für den Körper unverzichtbar sind, da er sie nicht selbst herstellen kann). Diese kannst du zwar auch über pflanzliche Quellen aufnehmen, das Risiko einer Mangelversorgung steigt bei Veganern jedoch an. Weshalb? Der Proteingehalt pflanzlicher Lebensmittel ist geringer als der tierischer Produkte. Hinzu kommt, dass der Proteinbedarf zum Beispiel in Wachstums- und Regenerationsphasen, bei hoher körperlicher Belastung, in der Schwangerschaft oder bei Erkrankungen steigt. Auch einige wichtige Vitamine, Fettsäuren und Mineralstoffe werden bei veganer Ernährung häufig nicht ausreichend aufgenommen (etwa Omega-3-Fettsäuren, Vitamin D, Kalzium, Eisen, Jod, Zink und Selen). Zudem kann die Versorgung mit Vitamin B_{12} schlechter ausfallen, da man davon ausgeht, dass dessen Aufnahme bei veganer Ernährung nahezu immer unzureichend ist. Dieses Vitamin kommt hauptsächlich in tierischen Produkten vor und ist extrem wichtig für deine Gesundheit.

Aber wie sieht es jetzt mit all den fleischlosen Fertigprodukten und Alternativen aus, die man im Supermarkt findet? Hier lohnt es sich, die Zutatenliste ganz genau unter die Lupe zu nehmen. Häufig enthalten diese nämlich jede Menge Salz sowie Aroma- und Zusatzstoffe.

Betrachtet man die vegane Ernährung ausschließlich aus ernährungswissenschaftlicher Sicht, fällt das Urteil zugunsten der Mischkost aus. Gegenüber einer abwechslungsreichen Ernährung mit viel Obst, Gemüse, Ballaststoffen und wenig Fleisch und Fisch bietet eine vegane Ernährung nahezu keine Vorteile. Stattdessen ist sie mit diversen Nachteilen einer Mangelversorgungen mit Nährstoffen verbunden. Hast du dich dafür entschieden, vegan zu leben, solltest du dir dessen bewusst sein und versuchen, deine Ernährung so zu gestalten, dass das Risiko von Mängeln möglichst gering ausfällt. Dies bedeutet, dass du auf eine ausreichende Zufuhr von pflanzlichem Protein und Mikronährstoffen achten solltest, um Defizite zu vermeiden. Das hat auch die Deutsche Gesellschaft für Ernährung erkannt und weist deshalb ausdrücklich darauf hin, dass Nährstoffpräparate bei veganer Ernährung von großer Bedeutung sind. Falls du dich vegan oder vegetarisch ernährst, sind regelmäßige Blut-Check-ups beim Arzt extrem wichtig.

Dein tägliches Zellreset – Intervallfasten

MACH MAL (ESS-)PAUSE

Intervallfasten, auch bekannt als intermittierendes Fasten (was so viel bedeutet wie zeitlich begrenztes Essen) ist inzwischen schon fast zum Lifestyle-Trend geworden. Kaum ein Promi, der diese Ernährungsweise noch nicht ausprobiert hat. Das Tolle daran: Die Methode ist für viele ideal, da sie sich ganz einfach in den Alltag integrieren lässt.

Zudem schlägt man jede Menge Fliegen mit einer Klappe. So kann man beispielsweise das Gewicht positiv beeinflussen, den Darm entlasten und auch den Energielevel heben.

Das Geheimnis hinter dem Hype: Intervallfasten gibt dem Körper viel Zeit zur Fettverbrennung, ohne dabei den Stoffwechsel zu drosseln oder die Muskelmasse abzubauen. Der Körper soll dadurch schneller in den Ketose-Stoffwechsel übergehen. (Energie wird hier aus den Festspeichern des Körpers verwertet.) Was aber noch viel wichtiger ist, durch das Fasten kommt es zu heilsamen biochemischen Veränderungen, wie zum Beispiel einem verbesserten Fett- und Zuckerstoffwechsel. Zudem schüttet dein Körper jede Menge Stoffe aus, die Entzündungen wirksam lindern können.

Einer der wichtigsten Vorteile für deine Gesundheit ist aber die positive Wirkung auf die Zellregeneration und Hormonfunktion. Dieser Bereich wird in Interventionsgruppen immer weiter untersucht, da die Studienlage immer noch sehr dünn ist. Es müssen also weitere Untersuchungen folgen, um diesem Prozess auf die Spur zu kommen. Ich erkläre es dir trotzdem.

Autophagie – Großreinemachen im Körper

Durch die Fastenperioden werden zelluläre Reparaturprozesse ausgelöst, die zur Erneuerung und zum Schutz der Zellen beitragen. Das ist wie eine Art Hausputz: Defekte und nicht mehr leistungsfähige Zellen werden abgestoßen – das alles ist besser bekannt unter dem Begriff Autophagie. Er stammt aus dem Griechischen, wo *autos* für »selbst« und *phagein* für »essen« steht. Autophagie ist also eine Art Selbstverdauung, bei der Zellen ihre eigenen nicht mehr ganz so intakten Bestandteile abbauen, wie zum Beispiel beschädigte Proteine. Anders erklärt: Essen wir zeitweise nichts, kommt es zu einem inneren Hausputz, dann wird sozusagen »Müll« – geschädigte Zellen oder ältere, nicht mehr leistungsfähige Zellen – abgebaut und entsorgt. Aber auch körperfremde Eindringlinge, wie zum Beispiel Viren, werden beseitigt. Dieser ganze Prozess trägt dazu bei, das Gleichgewicht und die Funktion der Zelle zu erhalten. Und genau hier kommt das Fasten ins Spiel: Denn es kann diese Wirkung verstärken, indem es die Zellen dazu bringt, auf ihre eigenen Reserven zurückzugreifen, um Energie zu gewinnen und gleichzeitig schädliche Bestandteile zu beseitigen. Man kann sich das wie eine Art Recycling der Zellbestandteile vorstellen.

Auch die Zellen haben Stress

Ein weiterer signifikanter Vorteil ist die Reduktion von oxidativem Stress und Entzündungen im Körper. Oxi… was? Unter oxidativem Stress versteht man ein Ungleichgewicht zwischen freien Radikalen (die Bösen) und Antioxidantien (die Guten) – und das lässt dich nicht nur schneller altern, sondern kann auf Dauer auch verschiedene Krankheiten auslösen. Stell dir einfach vor, dein Körper wäre eine riesige Party, auf der die Antioxidantien die verantwortungsbewussten Gäste sind, die darauf achten, dass alles reibungslos läuft. Und die freien Radikale? Das sind die Partycrasher, die Chaos verursachen. Fasten hilft, diese negativen Effekte zu minimieren. Trotzdem ist, wie bereits erwähnt, noch mehr Forschung notwendig, da zur letzten Phase noch keine klinischen Studien existieren. Doch schauen wir noch einmal genauer auf die freien Radikale: Es handelt sich dabei um Atome, Ionen oder Moleküle, die ein Elektron zu wenig haben. Deshalb »suchen« sie im Körper nach anderen Zellen und »klauen« ihnen praktisch ein Elektron. Sie entstehen durch Entzündungsgeschehen im Körper oder äußere Einflüsse wie UV-Strahlung, Umweltgifte, Strahlung und Nikotin. Werden die freien Radikale im Körper nicht oder nicht ausreichend eliminiert, können Schäden entstehen. Antioxidantien sind die Helden dieser Geschichte. Diese Substanzen können mit freien Radikalen reagieren und sie neutralisieren, bevor sie Schaden anrichten können. Denn sie haben einen Überschuss an Elektronen, geben den freien Radikalen eines ab und machen sie so unschädlich. Du findest sie in vielen Lebensmitteln, vor allem in Nüssen, buntem Obst und Gemüse.

Die bekanntesten Formen des Intervallfastens

Welche Fastenmethode man wählt, ist Geschmackssache. Es kommt lediglich darauf an, nachts eine längere Essenspause einzulegen und dem Körper Zeit für wichtige Regenerationsprozesse zu geben, denn da arbeitet dieser im Powermodus. So bleiben die Insulin- und Zuckerwerte in einem gesunden Bereich, und der Körper kann sich auf seine Reparaturaufgaben konzentrieren. Damit stärkt man also nicht nur das Immunsystem, sondern es werden auch Anti-Aging-Mechanismen in Gang gesetzt, und so ganz nebenbei reguliert sich das Gewicht. Bevor wir gleich zur Frage kommen, welche Fastenmethode eigentlich für wen die beste ist, hier ein Überblick.

- 16/8-Methode: Dies ist eine der beliebtesten Formen des Intervallfastens. Dabei isst man täglich innerhalb eines 8-Stunden-Fensters und fastet für die restlichen 16 Stunden.
- 14/10-Methode: Die etwas alltagstauglichere Variante von 16:8. Sie funktioniert analog zum oben genannten Beispiel.
- 5:2-Methode: Bei dieser Form isst man an fünf Tagen der Woche normal und reduziert die Kalorienzufuhr an zwei Tagen auf etwa 25 Prozent des Normalbedarfs. Welche Kalorienmenge das für dich ist, hängt von Größe, Gewicht und Geschlecht ab.
- Eat-Stop-Eat: Diese Methode beinhaltet ein oder zwei 24-Stunden-Fasten pro Woche, während man an den anderen Tagen normal isst.
- Warrior-Diät: Hierbei fastet man den ganzen Tag über und nimmt eine große Mahlzeit am Abend zu sich.

Aber welche Fastenmethode ist nun die beste? Das kann man so nicht sagen, es muss einfach für dich und in deinen Alltag passen. Die drei beliebtesten Varianten des Intervallfastens sind die 16:8-, die 14:10- und die 5:2-Methode. Bei der 16:8-Variante verzichtet man wie gesagt 16 Stunden lang auf Nahrung und deckt seinen Kalorienbedarf in den verbleibenden acht Stunden.

Beispiel: Wenn du abends um 19 Uhr die letzte Mahlzeit zu dir nimmst, darfst du am nächsten Tag erst ab 11 Uhr wieder etwas essen. Hältst du die 16 Stunden kaum aus vor Hunger, kannst du deinen Magen mit Wasser, ungesüßtem Tee oder Gemüsebrühe beschäftigen. Denn während des Fastens darf lediglich Wasser, schwarzer Kaffee oder ungesüßter Tee zugeführt werden (also keine Nahrungsmittel, die den Blutzuckerspiegel beeinflussen). Weniger drastisch sind die 14:10- und die 5:2-Methode. Übrigens, keine Sorge, schon nach kurzer Zeit gewöhnt sich der Körper an die Fastenzeiten, und das Hungergefühl nimmt ab.

Apropos Hunger: Wie checke ich eigentlich, ob ich wirklich Hunger habe oder nur Appetit? Wann hattest du zum Beispiel das letzte Mal Hunger? Wenn dein erster Gedanke bei dieser Frage ist »Vor dem letzten Essen!«, dann frag dich bitte beim nächsten Hungergefühl: Habe ich gerade wirklich Hunger oder nur Appetit? Die Antwort fällt dir schwer? Damit bist du nicht allein, denn wir haben fast alle verlernt, diese beiden Bedürfnisse zu unterscheiden – und das kann drastische Folgen haben. Grundsätzlich gilt: Hunger zu verspüren ist für den Organismus lebenswichtig. Der Hungerreiz sorgt dafür, dass wir uns regelmäßig mit Nährstoffen versorgen, die wir zum Überleben brauchen. Und Appetit ist gewissermaßen der kleine, raffinierte Bruder des Hungers. Er tritt zusammen mit ihm auf, stellt sich gern mal auch dann ein, wenn du eigentlich schon genug gegessen hast. Das führt dazu, dass wir immer mal wieder mehr essen, als eigentlich notwendig wäre. Durch das Fasten gewöhnst du deinen Körper daran, deutlich länger ohne Nahrung auszukommen, als du es normalerweise tust – und lernst wieder, zwischen Appetit und Hunger zu unterscheiden.

GÖNN DIR VERZICHT!

 # 51 Überfordere dich nicht Probier in aller Ruhe aus, mit welcher Intervallfasten-Variante du am besten klarkommst: Der beste Gradmesser: dein Körper, dein Wohlbefinden und deine Laune!

 # 52 Handy weg! Wir greifen oft aus Gewohnheit zum Smartphone und setzen uns dadurch tagtäglich einer Flut von Informationen aus. Dabei sind viele der Infos völlig irrelevant für uns. Mach also ab und an mal Digital Detox, schalte es ab und nutze die Zeit für dich. Meine Tipps: Verbanne dein Smartphone zunächst stundenweise aus deiner Umgebung – idealerweise die erste Stunde am Morgen und die letzte am Abend. Stelle es für diese Zeiten auf Flugmodus. Und lasse es auch mal zu Hause, wenn du joggen, mit dem Hund Gassi oder einfach spazieren gehst – so nimmst du deine Umwelt viel stärker wahr.

»Intervallfasten gibt
dem Körper viel Zeit
zur Fettverbrennung.
Muskelmasse baut sich
nicht ab und der
Stoffwechsel bleibt
aktiv.«

Sugar's High –
Blutzucker

VON GLUKOSE, SPIKES UND HEISSHUNGERATTACKEN

Als Süßigkeiten-Addict kommt dir das vielleicht bekannt vor: Eigentlich hast du dir gerade erst einen Schokoriegel oder ein Stückchen Kuchen gegönnt, doch schon kurz darauf ist sie wieder da – diese Gier nach Süßigkeiten.

Schuld daran ist dein Blutzuckerspiegel oder besser gesagt die Glukosespitzen, die ihn in die Höhe treiben. Aber nicht nur Heißhungerattacken, auch Hautprobleme, Stimmungsschwankungen, schlechter Schlaf, verringerte Leistungsfähigkeit oder sogar Fettpölsterchen sollen mit zu vielen dieser Zuckerspikes in Verbindung stehen. Weshalb? Was genau passiert da im Körper? Und was ist Blutzucker eigentlich? Das erkläre ich dir hier. Allerdings solltest du dabei wissen: Der Blutzucker ist sehr individuell, da jeder anders auf die Nahrungsbausteine reagiert.

Ich habe mich intensiv mit dem Blutzucker beschäftigt, denn meiner Meinung nach spielt er eine große Rolle, wenn es um dein persönliches Wohlbefinden geht. Denn der Glukosewert und der Energielevel hängen ganz eng zusammen. Eine meine Lieblingsexpertinnen zu diesem Thema ist die französische Biochemikerin

Jessie Inchauspé, besser bekannt als Glucose Goddess, die schon mehrere Bücher dazu veröffentlicht hat. Auch ich trage immer wieder mal einen Blutzuckertracker beziehungsweise ein Gewebsglukose-Messgerät, um herauszufinden, auf welche Nahrungsmittel ich wie reagiere und wie stabil mein Blutzuckerspiegel über den Tag verteilt ist. Seitdem ich Glukosespikes vermeide, fühle ich mich tatsächlich viel leistungsfähiger und energiegeladener.

Der Blutzucker – was ist das eigentlich?

Als Blutzucker bezeichnet man den Glukoseanteil im Blut. Die Glukose, besser bekannt als Traubenzucker, ist wichtig, um deine Körperzellen mit Energie zu versorgen. Glukose gelangt aus dem Essen sehr schnell über die Darmwand ins Blut. Und damit sie von dort in die Zellen geschleust werden kann, ist das Hormon Insulin nötig.

Aber was ist nun Insulin? Insulin ist ein regulierendes Hormon, das vom Körper als Reaktion auf die aufgenommenen Nahrungsmittel ausgeschüttet wird. Es entscheidet darüber, ob die Glukose verbraucht, in Muskeln und Leber gespeichert oder in Fettzellen eingelagert wird, um sie für später aufzubewahren. Wenn wir mehr Glukose aufnehmen, als unser Körper verarbeiten kann, reagiert dieser mit einer erhöhten Insulinausschüttung, um die Glukose schneller aus dem Blut zu entfernen. Heißt: Je mehr Zucker wir zu uns nehmen, desto höher steigt der Insulinspiegel, und anstelle einer flachen Blutzuckerkurve kommt es dann zu einem stärkeren Anstieg und anschließendem Abfall. Das kann sogar dazu führen, dass der Blutzuckerspiegel tiefer fällt als vor dem Essen.

Lass uns das mal durchspielen: Essen wir etwas, das viel Süßes oder Stärkehaltiges enthält, also reich an Kohlenhydraten ist, insbesondere einfachen Kohlenhydraten wie Zucker und raffiniertem Mehl, schießt unser Blutzuckerspiegel in die Höhe. Es kommt zu einem sogenannten Glukosespike. Die Bauchspeicheldrüse reagiert darauf, indem sie Insulin ausschüttet, um die Glukose in die Zellen zu schleusen. Hört sich erst einmal gut an. Aber es gibt einen Haken: Danach fällt der Blutzucker meist schnell wieder ab, häufig auch in eine Hypoglykämie (Unterzuckerung). Das interpretiert dein Körper dann als Alarmsignal. Hilfe! Alles in Bereitschaft – es gibt einen Energiemangel. Die Folge ist ein starker Heißhunger, der dich dazu treibt, nach noch mehr Zucker zu greifen. Aber, was noch viel schlimmer ist, jeder »Spike«, also jeder Glukoseanstieg, beschleunigt die Glykation im Körper (Glykation bedeutet so viel wie die Verzuckerung der Zellen). Dieser Vorgang ist DAS Schreckgespenst des Anti-Agings, denn dummerweise kann er unter anderem die Alterungsprozesse beschleunigen.

WISSENS-FACT
Glukosespitzen

Fast alle Menschen haben – abhängig von der Ernährung und der Verstoffwechselung – Glukosespitzen, denn sie sind eine vollkommen normale Reaktion des Körpers auf Kohlenhydrate und Stärke in der Nahrung.

Langfristig können viele Spitzen – wie bei einer Achterbahn – gesundheitliche Probleme verursachen und sogar unsere Hormone durcheinanderbringen. Ein unausgeglichener Blutzuckerspiegel ist also nicht nur für Heißhungerattacken verantwortlich, sondern auch für ein geschwächtes Immunsystem, mangelnde Energie, Stimmungsschwankungen, Angstzustände, Darmprobleme, Konzentrationsschwäche, Entzündungen, Hautprobleme wie Akne, Schuppenflechte und Ekzeme und vieles mehr.

WISSENS-FACT
Welcher Blutzuckerspiegelwert ist gesund?

Der Blutzuckerspiegel verrät, wie viel Zucker in deinem Blut zirkuliert. Morgens nüchtern beim Arzt gemessen sollte er unter 100 Milligramm pro Deziliter liegen.

Und jetzt die gute Nachricht: Mit ein paar einfachen Tipps kannst du deinen Blutzucker stabil und den Heißhunger in Schach halten und dich langfristig sogar vor Diabetes schützen. Zum Beispiel indem du komplexe Kohlenhydrate zu dir nimmst, die langsamer verdaut werden und so den Blutzucker gleichmäßiger ansteigen lassen.

Auch regelmäßige Mahlzeiten und Snacks können helfen, die Blutzuckerschwankungen zu minimieren. Und natürlich ist Bewegung ein wichtiger Faktor, der nicht nur die Insulinsensitivität verbessert, sondern auch dabei hilft, den Blutzucker natürlich zu regulieren.

Das ideale Ziel ist, den Blutzuckerspiegel sanft ansteigen und abfallen zu lassen, anstatt dass er in die Höhe schießt und dann wieder abstürzt, um den Insulinspiegel in Schach zu halten.

Es gibt noch einen Schlau-Wert, der uns genau zeigt, wie es zuckermäßig in uns ausschaut: HbA1c. Dieser Wert ist sozusagen unser Blutzuckergedächtnis. Der HbA1c-Wert spiegelt den durchschnittlichen Zuckergehalt im Blut in den vergangenen acht bis zwölf Wochen wider. Wie das funktioniert? Zucker haftet sich an das Hämoglobin (den Blutfarbstoff der roten Blutkörperchen), und diese haben eine Lebensdauer von etwa 120 Tagen. Der Arzt kann also feststellen, wie viele Zuckermoleküle sich in dieser Zeit angeheftet haben. Der HbA1c-Wert ist dadurch auch ein guter Vorhersagewert für Erkrankungen wie Prädiabetes oder Diabetes.

Diabetes

Diabetes ist eine Stoffwechselerkrankung, die durch hohe Blutzuckerwerte gekennzeichnet ist. Es gibt zwei Haupttypen von Diabetes: Typ 1 und Typ 2. Diabetes Typ 1 zählt zu den Autoimmunerkrankungen, bei der das Immunsystem die insulinproduzierenden Zellen in der Bauchspeicheldrüse angreift und zerstört. Die Krankheit tritt meist im Kindes- oder Jugendalter auf und hat weniger mit dem Lebensstil zu tun als mit der Genetik. Die Behandlung? Insulin. Und das leider lebenslang.

Diabetes Typ 2 ist viel häufiger, entwickelt sich meist schleichend und wird in der Regel im Erwachsenenalter diagnostiziert (heutzutage durch unseren Lebensstil aber immer früher). Risikofaktoren sind unter anderem Übergewicht, Bewegungsmangel oder eine genetische Veranlagung. Er macht etwa 90 Prozent aller

Diabetesfälle aus. Hier ist auch in der Regel nicht die Bauchspeicheldrüse faul, sondern die Körperzellen sind mit der Zeit gegenüber dem Insulin einfach ein bisschen abgestumpft – also meist ein Mix aus Insulinresistenz und einer unzureichenden Insulinproduktion. Die Lösung? Primär eine Veränderung des Lebensstils und teilweise auch Medikamente.

Aber wie erreichen wir nun, dass unser Blutzuckerspiegel stabiler bleibt? Da gibt es verschiedene simple Hacks, die man ganz einfach in den Alltag integrieren kann – und die kann wirklich jeder umsetzen!

BLUTZUCKER-HACKS

 # 53 Iss die Nahrungsmittel in der richtigen Reihenfolge Die Reihenfolge der Nahrungsmittel ist wichtig. Studien haben nämlich ergeben, dass das gleiche Essen komplett andere Auswirkungen hat – je nachdem in welcher Reihenfolge du es zu dir nimmst. In der richtigen gegessen, kannst du deine Glukosespitzen um gut 70 Prozent senken und deine Insulinspitzen um knapp 50 Prozent.

Das bedeutet, wenn du zum Beispiel einen Teller mit Pasta, Fleisch und Salat vor dir hast, wähle als Erstes immer die Ballaststoffe (Salat). Als Nächstes isst du die Proteine und Fette (Fleisch) und als Allerletztes die Kohlenhydrate, heißt die Pasta. Gemüse ist wie ein Türsteher in deinem Darm, der dank seiner Ballaststoffe den Zucker langsam einlässt. Dann kommen die Proteine ins Spiel, die mehr Aufmerksamkeit von deinen Verdauungsenzymen verlangen, was den nächsten Ansturm von

Kohlenhydraten verlangsamt. Das bedeutet: Dein Glukosespiegel steigt nicht so stark an, weil dein Magen-Darm-Trakt schon ordentlich mit den Ballaststoffen beschäftigt ist und der Zucker beziehungsweise die Kohlenhydrate nur verlangsamt in deinen Blutkreislauf übergehen können. Auf diese Weise kannst du die Lebensmittel essen, die du liebst, und gleichzeitig deinen Körper mit Nährstoffen versorgen.

Und das soll funktionieren? Ja, tut es! Ich habe das sogar selbst mit einem Glukosetracker (den tragen normalerweise Menschen mit Diabetes, um ihren Blutzucker im Auge zu behalten) ausprobiert!

Eines solltest du dir bei dieser Blutzucker-Challenge aber immer vor Augen halten: Es geht nicht nur darum, steile Blutzuckeranstiege zu vermeiden, sondern auch darum, dass deine Hormone, wie Insulin, zu deinen Gunsten wirken, was dir beim Gewichtsmanagement hilft und dich länger satt hält. Zudem wollen wir langfristig denken und Volkskrankheiten wie Diabetes und Herz-Kreislauf-Erkrankungen das Leben schwer machen.

 # 54 Herzhaftes Frühstück Ein herzhaftes Frühstück kann besonders sinnvoll sein, wenn dein Körper während des Schlafs über Nacht gefastet hat. Nach dem Aufwachen reagiert er sehr empfindlich auf Insulin, und wenn du zu früh Zucker zu dir nimmst, kann das zu einem abrupten Anstieg des Insulinspiegels und damit zu starken Blutzuckerschwankungen führen. Ein Frühstück mit einem hohen Anteil an Eiweiß, Fett und Ballaststoffen sorgt dagegen für einen langsamen, stetigen Anstieg des Blutzucker- und Insulinspiegels. Dieser allmähliche Anstieg trägt dazu bei, das Energieniveau aufrechtzuerhalten, das Sättigungsgefühl zu verbessern und den Appetit zu zügeln, sodass der Stoffwechsel für den kommenden Tag stabil bleibt.

 # 55 Zucker – less ist more! Ist Honig jetzt eigentlich gesünder als Zucker? Und brauner Zucker besser als weißer? Leider nicht! Wenn es um Zucker geht, sieht der Körper alle Arten als gleichwertig an. Nach dem Verzehr werden alle Zuckerarten auf mehr oder weniger gleiche Weise abgebaut und wirken sich auf den Blutzuckerspiegel aus. Ob Honig, brauner Zucker, Sirup oder weißer Haushaltszucker, sie alle werden in Glukose und Fruktose aufgespalten. Dein Schwerpunkt sollte darauf liegen, den Konsum zu begrenzen, anstatt eine vermeintlich gesündere Option zu wählen.

 # 56 Dessert statt Snack Gönn dir lieber ein Dessert, anstatt zu einem süßen Snack zwischen den Mahlzeiten zu greifen. Denn das kann eine gute Strategie sein, um deinen Blutzuckerspiegel zu kontrollieren. Wenn du eine süße Leckerei als eigenständigen Snack zu dir nimmst, gibt es nichts, was den Zucker puffert, wenn er in deinen Blutkreislauf gelangt – und dadurch kommt es zu einem schnellen Anstieg des Blutzuckerspiegels. Wenn du den gleichen süßen Snack nach einer ausgewogenen Mahlzeit isst, haben die anderen Nährstoffe – Proteine, Fette und Ballaststoffe – eine mäßigende Wirkung. Sie verlangsamen die Verdauung und die Aufnahme des Zuckers, was zu einem allmählichen Anstieg des Blutzuckers und des Insulins führt. Dies trägt nicht nur zu einem gleichmäßigen Energieniveau bei, sondern kann auch den schnellen »Spike and Crash«-Zyklus verhindern, der dazu führt, dass du dich kurz nach einem zuckerhaltigen Snack müde und hungrig fühlst. Wenn du dir also etwas Süßes gönnen willst, dann besser nach einer Mahlzeit, um den Blutzuckerspiegel zu schonen.

57 **Favourite-Frühstücksideen** Lust, mal was Neues auszuprobieren? Bei diesen Frühstücksvarianten freut sich dein Blutzucker:

- Saatenbrot mit Frischkäse, Salat und Putenbrust
- Selbst gemachtes Nussmüsli mit Joghurt oder Milch und Heidelbeeren
- Chiapudding mit Nussmus und Beeren
- Tomate-Mozzarella mit Olivenöl

58 **Nach dem Essen Muskeln betätigen** Leichte körperliche Betätigung nach dem Essen verbrennt nicht nur Kalorien, sondern löst auch wichtige physiologische Reaktionen aus, die den Blutzuckerspiegel ausgleichen. Das muss jetzt kein intensives Sportprogramm sein, schon ein paar Minuten Bewegung, wie ein zehnminütiger Spaziergang oder ein kleines Work-out, regen deine Muskeln dazu an, Glukose zur Energiegewinnung zu nutzen, und senken so die Menge, die in deinem Blutkreislauf bleibt. Mit der Zeit wird dein Körper besser in der Lage sein, den Blutzuckerspiegel auf natürliche Weise zu regulieren.

59 **Herzhafte Snacks** Wenn du unglaublich Lust auf einen Snack zwischendurch hast, jedoch keine schwere Mahlzeit zu dir nehmen willst, versuch es doch einfach mal mit herzhaften Snacks wie Gemüse, Nüssen, Samen, Hummus oder Vollkorn-

produkten, die viel Eiweiß und gesunde Fette enthalten. Diese Nährstoffe werden langsamer verdaut, was für eine stabile Energiefreisetzung sorgt und den Blutzuckerspiegel im Gleichgewicht hält.

60 Buddy gesucht für die Kohlenhydrate Isst du Kohlenhydrate allein, werden sie in der Regel schnell verdaut, was zu dem allseits bekannten Zuckerrausch und dem anschließenden Absturz führt. Wenn du sie aber mit Eiweiß, Fett oder Ballaststoffen kombinierst, ist das so, als würdest du ihnen einen Buddy zur Seite stellen, der ihre Wirkung auf deinen Blutzucker mildert. Diese Kombination ist der Schlüssel, um die Aufnahme von Glukose in deinen Blutkreislauf zu verlangsamen. Proteine und Fette brauchen nämlich länger, um verdaut zu werden, was bedeutet, dass die Glukose aus den begleitenden Kohlenhydraten auch langsamer in deinen Blutkreislauf gelangt. Meine Lieblingskombinationspartner sind Nussmus, Kräuterquark und selbst gemachte Dips.

Gib alles für den perfekten Blutzucker

Du kannst grundsätzlich noch so einiges tun, um deinen Blutzucker auf natürliche Weise zu regulieren. Dabei gibt es verschiedene Ansätze. Hier sind einige Tipps, die sich positiv auf den Glukosestoffwechsel auswirken und helfen:

- Ausgewogene Ernährung: Eine Ernährung, die reich an Ballaststoffen ist und komplexe Kohlenhydrate bevorzugt, kann helfen, den Blutzuckerspiegel stabil zu halten, und hält länger satt. Lebensmittel wie Vollkornprodukte, Hülsenfrüchte, Nüsse und Samen sind hierfür ideal.

- Regelmäßige Mahlzeiten: Das Einhalten regelmäßiger Mahlzeiten kann Schwankungen des Blutzuckerspiegels verhindern und Heißhungerattacken vorbeugen.
- Bewegung: Regelmäßige körperliche Aktivität verbessert die Insulinsensitivität der Zellen und hilft, den Blutzucker zu senken. Dabei kann schon ein täglicher Spaziergang von Nutzen sein.
- Gesunde Fette: Der Verzehr von ungesättigten Fettsäuren, wie sie in Olivenöl, Avocados und Süßwasserfisch vorkommen, kann sich positiv auf den Blutzucker auswirken.
- Vermeidung von Zucker und raffinierten Kohlenhydraten: Einfache Zucker und raffinierte Kohlenhydrate können Blutzuckerspitzen verursachen und sollten daher gemieden werden.
- Wasser statt Limo trinken: Ausreichend Flüssigkeit unterstützt den Körper bei der Regulierung des Blutzuckerspiegels. Wichtig sind die richtigen Getränke: Lieber Wasser und ungesüßten Tee statt zuckerhaltiger Getränke trinken.
- Stressmanagement: Chronischer Stress kann den Blutzuckerspiegel beeinflussen. Entspannungstechniken wie Meditation oder Yoga können helfen, den Stress zu reduzieren.
- Ausreichend Schlaf: Ein gesunder Schlafzyklus ist wichtig für die Hormonbalance und kann somit die Blutzuckerregulation unterstützen.
- Natürliche Nahrungsergänzungsmittel: Bestimmte Nahrungsergänzungsmittel wie Zimt, Berberitze, Chrom oder

Alpha-Liponsäure können ebenfalls zur Regulierung des Blutzuckerspiegels beitragen.

Auch dein Schlafrhythmus hängt eng mit deinem Blutzucker zusammen. Zu wenig Schlaf bringt den Glukosestoffwechsel durcheinander und sorgt für einen erhöhten Blutzucker- und Insulinspiegel nach deinen Mahlzeiten am nächsten Tag. Und das bedeutet: Eine kurze Schlafdauer erhöht das Risiko, an Diabetes zu erkranken.

Totally in LOVE: Lebensmittel, die dein Blutzucker liebt

Neben den eben genannten Tipps gibt es auch einige Lebensmittel, die dazu beitragen können, den Blutzuckerspiegel zu senken. Pack dieses Food regelmäßig auf deinen Teller und dein Blutzuckerspiegel wird es dir herzlich danken. Hier sind einige Beispiele:

- Zitrusfrüchte: Sie sind reich an Vitamin C und Antioxidantien, die die Insulinsensitivität verbessern.
- Fettreicher Fisch: Lachs, Sardinen, Heringe und Makrelen sind reich an Omega-3-Fettsäuren, die die Herzgesundheit fördern und Entzündungen reduzieren.
- Chaga-Tee: Der Chaga-Pilz hat entzündungshemmende und antioxidative Eigenschaften, die die Insulinsensibilität verbessern.
- Ingwer: kann helfen, den Blutzuckerspiegel zu senken.
- Zimt: Dieses Gewürz kann die Insulinsensitivität steigern und hat blutzuckersenkende Eigenschaften.

- Kurkuma: enthält Curcumin, das den Blutzuckerspiegel senkt und die Insulinsensitivität verbessert.
- Knoblauch: hat potenziell blutzuckersenkende Effekte.
- Beeren: enthalten Antioxidantien, die die Insulinsensitivität verbessern.
- Nüsse und Samen: Sie enthalten gesunde Fette und Ballaststoffe, die den Blutzuckerspiegel stabilisieren.
- Grünes Blattgemüse: reich an Ballaststoffen und hat einen niedrigen glykämischen Index, was gut für den Blutzuckerspiegel ist.
- Avocado: Die gesunden Fette in Avocados können die Insulinsensitivität verbessern.

Erinnere dich also das nächste Mal, wenn der Heißhunger zuschlägt, daran, dass du mit den richtigen Lebensmitteln die Achterbahnfahrt des Blutzuckers in einen gemütlichen Spaziergang verwandeln kannst!

Aber wie viel Zucker ist eigentlich gesund? Die Weltgesundheitsorganisation (WHO) liefert die Antwort. Sie empfiehlt, dass Zucker weniger als fünf Prozent der täglichen Gesamtenergieaufnahme ausmachen sollte. Bei Erwachsenen entspricht das etwa 25 Gramm, also etwa vier Würfel. Der durchschnittliche Zuckerverzehr in Deutschland liegt momentan jedoch weit darüber, nämlich bei 90 Gramm bei Männern und 70 Gramm bei Frauen. Du siehst, es gibt noch ganz schön viel Luft nach unten.

Rezeptideen für ein blutzuckerfreundliches Frühstück

Es klingt vielleicht banal: Umso gesünder du deinen Tag startest, desto besser kannst du deinen Blutzuckerspiegel stabil halten. Ich liebe Frühstück, daher kommen hier meine leckeren Ideen für einen blutzuckerfreundlichen Morgen mit einer Menge an Polyphenolen, Ballaststoffen und viel Eiweiß:

5-Minuten-Frühstück

- Griechischer Joghurt mit einer Handvoll Beeren
- Avocado mit Hummus, ein paar Tropfen Zitronensaft und Olivenöl
- Geräucherter Lachs mit Avocado und Tomaten

Fix gekocht

- Eier
- Omelette mit Gemüse oder Käse
- In der Pfanne gebackener Halloumi-Käse mit Tomaten

Für Süßschnäbel

- Overnight-Chia-Bowl (in Kokosmilch)

Probiere alles aus, ich bin mir sicher, unter meinen Favourites ist auch für dich etwas dabei.

Immer schön auf den glykämischen Index achten

Der glykämische Index (GI) ist eine Art Kompass dafür, wie stark ein bestimmtes Lebensmittel deinen Blutzucker ansteigen lässt. Er misst, wie schnell die Kohlenhydrate in Zucker umgewandelt und in den Blutkreislauf freigesetzt werden. Ein niedriger GI bedeutet also, dass das Lebensmittel langsamer verdaut wird, was zu einem gemächlicheren und geringeren Anstieg des Blutzuckerspiegels führt. Ist der GI stattdessen hoch, führt das zu einem schnellen Anstieg des Blutzuckerspiegels.

Lebensmittel mit einem niedrigen GI halten also länger satt, versorgen deinen Körper konstant mit Energie, und du hast kaum Heißhungerattacken. Beispiele hierfür sind Gemüse, Früchte (nicht alle!), Hülsenfrüchte und Vollkornprodukte, während verarbeitete Lebensmittel wie Weißbrot und Süßigkeiten oft einen hohen GI aufweisen.

Obst und Hafermilch sind zwei Nahrungsmittel, die im Zusammenhang mit Blutzucker oft diskutiert werden. Obst, reich an Vitaminen, Mineralien und Ballaststoffen, ist ein wichtiger Bestandteil einer ausgewogenen Ernährung. Allerdings enthalten einige Obstsorten auch hohe Mengen an Fruchtzucker, was zu einem Anstieg des Blutzuckerspiegels führen kann. Daher ist es wichtig, die Portionen zu kontrollieren und Früchte mit niedrigem glykämischem Index zu wählen.

Auch der Haferdrink, jahrelang das beliebteste und meistverkaufte Milchersatzprodukt, enthält Ballaststoffe, Vitamine und Mineralien und wurde oft wegen seiner gesundheitlichen Vorteile gelobt, einschließlich der positiven Wirkung auf Cholesterin- und Blutzuckerwerte.

Doch das Hype-Produkt verliert langsam seinen Kultstatus, denn man hat festgestellt, dass Hafermilch im Vergleich zu anderen Milchalternativen den Blutzuckerspiegel schnell ansteigen lassen kann. Das liegt daran, dass Hafer überwiegend aus Stärke besteht, die im Körper in Zucker umgewandelt wird. Also besser ersetzen durch Soja-, Mandel- oder – meinen neuen Favourite – Erbsenproteinmilch.

Wenn du Hafermilch-Fan bist und nicht auf eine andere Milch umsteigen kannst oder willst, sind hier zwei Ideen, um die Auswirkungen auf deinen Glukosespiegel zu reduzieren: Trinke sie lieber nach dem Frühstück statt auf nüchternen Magen. Im Anschluss bietet sich ein kleiner Spaziergang an.

Superpower Apfelessig: Dein neuer Gesundheitsbooster

Und nun zu einem meiner Lieblings-Health-Tipps: Apfelessig. Er ist nicht nur ein leckeres Dressing für Salate, sondern auch ein echter Gesundheitsbooster. Von der Unterstützung der Verdauung bis hin zur Senkung des Blutzuckerspiegels gibt es eine Fülle von Gründen, warum Apfelessig zu einem wichtigen Bestandteil deiner täglichen Gesundheitsroutine werden sollte. Studien haben nämlich gezeigt, dass Apfelessig den Blutzuckerspiegel nach einer Mahlzeit senken kann, indem er die Aufnahme von Kohlenhydraten verlangsamt. Wie das funktioniert? Der Apfelessig inaktiviert vorübergehend ein Verdauungsenzym, das Stärke abbaut. Dadurch werden Zucker und Stärke langsamer in Glukose umgewandelt und der Traubenzucker gelangt sanfter in unser System. Außerdem kann Apfelessig die Insulinempfindlichkeit deines Körpers verbessern und sogar die Fettverbrennung anregen. Alles, was du tun musst, ist ein bis zwei Esslöffel davon morgens – oder auch vor jeder Mahlzeit – in einem Glas Wasser zu trinken.

Er wird aus fermentierten Äpfeln hergestellt und enthält eine Vielzahl von Nährstoffen wie Kalium, Eisen, Magnesium und Antioxidantien. Sie unterstützen die allgemeine Gesundheit und stärken das Immunsystem. Apfelessig fördert auch die Verdauung, indem er die Produktion von Magensäure anregt. Und das wiederum ist wichtig für einen guten Aufschluss der Nahrung und die Aufnahme von Nährstoffen. Studien haben auch gezeigt, dass Apfelessig dazu beitragen kann, das Sättigungsgefühl zu erhöhen und den Appetit zu kontrollieren.

Prinzipiell ist es egal welchen Apfelessig du kaufst, aber auf diese Punkte solltest du achten:

- naturtrüb,
- nicht pasteurisiert,
- aus ganzen Bio-Äpfeln.

Und jüngst hat die Shahid-Beheshit-Universität in Teheran dem Thema eine zwölfwöchige klinische Studie gewidmet und kam zu bemerkenswerten Ergebnissen: Bei Personen, die regelmäßig Apfelessig einnehmen, sinken das Körpergewicht, der BMI und der viszerale Adipositas-Index (ein Maß für die Ansammlung und die Auswirkungen von innerem Fett) deutlich. Außerdem steigt die Konzentration des High-Density-Lipoprotein-Cholesterins (HDL) – das gute Cholesterin – an.

NOCH EINE EXTRAPORTION BLUTZUCKER-HACKS

 # 61 Ganze Früchtchen bitte! Verwende nur ganze Früchte mit Schale (bio), besser nicht püriert, denn dadurch werden die Ballaststoffe zerstört.

 # 62 Porridge ist … böse! Du liebst Porridge am Morgen? Ich lange Zeit auch. Aber leider steht unser Blutzuckerspiegel gar nicht drauf. Die Haferflocken führen nämlich zu einem starken Blutzuckeranstieg. Aber was, wenn du nicht darauf verzichten kannst oder willst? Pack einfach ein paar Ballaststoffe in dein Porridge. Zum Beispiel indem du eine Zucchini mit hineinraspelst. Oder gesunde Fette, die du in Form von Nüssen oder Nussmus dazu gibst. Noch besser: auf Chiasamen-Pudding umsteigen.

 # 63 Beautysnacks Gönn dir ab und an gesunde Beautysnacks! Meine Favoriten: Nüsse und Samen, Birnen, Beeren und dunkle Schokolade (in Maßen). Zuckerreiche Süßigkeiten kurbeln dagegen die Glykation an und sollten möglichst selten auf deinem Speiseplan stehen.

 # 64 Carbs immer kombinieren Carbs sind eine wichtige Energiequelle für unseren Körper, aber sie können auch zu Blutzuckerschwankungen führen, die nicht unbedingt gut für unsere Gesundheit sind. Deshalb solltest du sie nicht »nackt« essen, sondern immer mit Proteinen, Fetten oder Ballaststoffen kombinieren, die die Verdauung verlangsamen und den Blutzuckerspiegel stabilisieren. Das liegt daran, dass diese Nährstoffe die Aufnahme von Glukose in die Blutbahn verlangsamen und so länger satt halten. Außerdem liefern sie wichtige Bausteine für Muskeln, Hormone und Zellen.

 # 65 Vorsicht Falle! Tappe beim Einkauf nicht in die Zuckerfalle. Zucker versteckt sich in vielen Fertigprodukten, Süßem, Herzhaftem und Getränken. Aufpassen gilt nicht nur beim Klassiker Kristallzucker, sondern auch bei zugesetzter Fruktose und

Zuckersynonymen wie Saccharose, Glukosesirup, Maltose, Dextrose, Süßmolkenpulver, Laktose und Maltodextrin. Also besser ganz genau hingucken!

66 Carbs sind nicht gleich Carbs Hättest Du es gewusst? Es gibt einfache und komplexe Kohlenhydrate, die sich in ihrer Wirkung auf den Blutzuckerspiegel unterscheiden. Einfache Kohlenhydrate wie Zucker, Weißmehl oder Süßigkeiten lassen den Blutzucker schnell ansteigen und wieder abfallen, was zu Heißhungerattacken führen kann. Komplexe Kohlenhydrate wie Vollkornprodukte, Hülsenfrüchte oder Gemüse hingegen werden langsamer verdaut und sorgen für eine gleichmäßige Energieversorgung.

67 Don't panic Keine Panik, wenn deine Oma mal wieder einen leckeren Kuchen gebacken hat. Die Balance macht es, und deine Ernährung sollte dich nicht stressen. Versuche, die Punkte zu integrieren, die für dich funktionieren.

Pill Party –
Supplements

IMMUNBOOSTER UND ANTI-AGING-ESSENTIALS: VITAMINE UND CO.

Nahrungsergänzungsmittel? Na logisch! Klingt nach einem easy Weg, um deinen Körper mit allem zu versorgen, was er braucht. Aber ganz so einfach ist es leider doch nicht. Nicht alles brauchst du wirklich, und bei manchen besteht die Gefahr einer Überdosierung.

Deshalb versuche ich, hier zu klären, welche Supplements es eigentlich gibt, welche sinnvoll sind, welche Routine du wirklich brauchst und was du dabei beachten musst. Das ist gar nicht so leicht im Dschungel der Supplements. Mein Rat daher: Erst einmal auf die Ernährung achten und sehen, wie man den Körper optimal mit Nährstoffen versorgen kann, bevor es an die Supplements geht.

Vorneweg noch ein paar Gedanken zu Multivitaminpräparaten, in denen eine Vielzahl von Vitaminen und Mineralstoffen enthalten sind. Klingt für viele nach dem heiligen Gral. Alles drin, was man so braucht – frei nach dem Motto: *One size fits all.* Und genau das ist die Krux dabei, denn dadurch kann es leicht ein bisschen zu wenig oder zu viel des Guten werden. Auch weil hier nicht der individuelle Nährstoffbedarf berücksichtigt werden kann. Einige Menschen benötigen möglicherweise spezifische Nährstoffe in höheren oder niedrigeren Mengen, je nach Gesundheitszustand, Ernährung, Lebensstil und so weiter. Die Multivitaminpräparate enthalten aber häufig große Mengen bestimmter Vitamine und Mineralien. Eine übermäßige Zufuhr dieser Nährstoffe über längere Zeiträume hinweg kann zu einer Überdosierung führen, insbesondere bei den fettlöslichen Vitaminen wie Vitamin A, D, E und K.

Das Wichtigste ist und bleibt deshalb immer noch eine ausgewogene Ernährung. Statt die »A–Z-Kapseln« zu schlucken, ist es bei einem nachgewiesenen Mangel viel sinnvoller, individuell zu supplementieren.

Das Who's who – Supplement Essentials

Beginnen wir damit, wie du herausfindest, was du wirklich brauchst. Das ist tatsächlich von Mensch zu Mensch unterschiedlich und hängt auch von deinen Lebensumständen ab. Wenn du zum Beispiel viel Sport treibst, können das Dinge sein wie Magnesium, Kalium oder Kalzium. Am besten, du lässt das abklären. Wie? Vorzugsweise durch einen Blutcheck bei deinem Arzt. Aber mache nicht nur den Routinecheck, on top solltest du noch deinen Vitamin-D-Spiegel testen lassen und deine Spurenelemente und Mineralstoffe. Darauf basierend solltest du dann in Absprache mit deinem Arzt eine Supplement-Routine aufbauen.

Schau beim Kauf von Supplements genau hin! Nicht alle auf dem Markt erhältlichen Präparate werden streng reguliert oder auf ihre Qualität überprüft. Einige könnten gesundheitsschädliche Verunreinigungen oder nicht deklarierte Inhaltsstoffe enthalten.

Achtung auch bei der Wechselwirkung mit Medikamenten: Einige Vitamine und Mineralstoffe in Multivitaminpräparaten können mit verschreibungspflichtigen Medikamenten interagieren, was die Wirksamkeit der Medikamente beeinträchtigen oder unerwünschte Nebenwirkungen haben kann.

Vitamin D – lass die Sonne rein!

Vitamin D ist ein fettlösliches Vitamin und eines DER Schlüsselvitamine, denn es spielt eine entscheidende Rolle für unsere Gesundheit. Es ist wichtig für deinen Kalziumhaushalt und die Mineralisation der Knochen – kann also das Risiko von Osteoporose senken – und wirkt sich positiv auf deine Muskelfunktion aus. Auch für dein Immunsystem ist es bedeutsam, denn es hilft, chronischen Krankheiten vorzubeugen.

Prinzipiell kann unser Körper Vitamin D selbst produzieren, vorausgesetzt unsere Haut ist dem Sonnenlicht ausgesetzt – damit kannst du bis zu 80–90 Prozent deines Bedarfs decken. Die restlichen 10–20 Prozent müssen durch die Ernährung aufgenommen werden – oder eben gegebenenfalls durch eine Supplementierung.

Im Winter ist das durch den Einfallswinkel der Sonne oft nur bedingt möglich, dann greift der Körper auf Reserven aus den letzten Sommermonaten zurück. Die Folge: Der angesammelte Vitamin-D-Spiegel sinkt langsam oder mit den Jahren. Daher leiden viele Menschen hierzulande unter einem Vitamin-D-Mangel.

Außerdem häufen sich in der Forschung die Hinweise, dass Vitamin D ein echter Stimmungsbooster ist und zur Linderung depressiver Symptome beitragen kann.

Zum Thema Vitamin D wurde schon viel geforscht und noch mehr geschrieben. Man sollte denken, alles darüber wäre gesagt. Das Verrückte ist: Obwohl die Fakten auf dem Tisch liegen, stellt sich bei Untersuchungen immer wieder heraus, dass ein großer Teil der Bevölkerung von einem Mangel an Vitamin D betroffen ist. Wie kann das sein? Der Grund liegt vor allem in unserem Lebensstil. Während unsere Vorfahren sich noch fast den ganzen Tag im Freien aufhielten, um zu jagen und Nahrungsmittel zu sammeln, verbringen wir viel Zeit in geschlossenen Räumen. Die Folge: Die Produktion von Vitamin D in der Haut ist bei uns deutlich geringer geworden, weil wir oft weniger Sonnenlicht abbekommen und erst mal die geleerten Speicher der Wintermonate auffüllen müssen. Was kann man gegen diesen Mangel an Vitamin D tun? Ich erkläre dir, auf was du bei der Einnahme von Vitamin D achten musst und warum Vitamin K_2 dabei eine entscheidende Rolle spielt.

ALINAS STORY: MEINE SUPPLEMENT-ESSENTIALS – VITAMIN D PLUS K_2

Klar, auch ich habe meine Routine und nehme morgens und abends meine Supplements mit Nährstoffen, die ideal auf mich und meinen Körper abgestimmt sind. Ich nehme jeden Tag 2000 IE (kurz für »internatione Einheiten«) Vitamin D_3 plus 200 Mikrogramm Vitamin K_2. Ganz wichtig ist dabei die Kombi, denn Vitamin D und K_2 wirken erst dann optimal, wenn sie zusammen eingenommen werden – dazu gleich mehr. Und wer jetzt denkt, im Sommer braucht man das nicht, weil ja die Sonne da ist … Nö! Bitte auch dann! Forschungsergebnisse haben gezeigt, dass 90 Prozent der Deutschen auch im Sommer einen Vitamin-D-Mangel haben.

Eine ausreichende Versorgung mit Vitamin D ist wirklich essenziell, und mir ist es sehr wichtig, das Bewusstsein für die Bedeutung dieses Vitamins zu schärfen – egal ob Sommer oder Winter: Bei einem Mangel gehört Vitamin D unbedingt auf den Nährstoffzettel.

Vitamin K_2 – das unterschätzte Vitamin

Eine wichtige Rolle bei der Verstoffwechselung von Vitamin D spielt Vitamin K_2. Die Vitamin-K-Gruppe ist deutlich weniger bekannt als das allgegenwärtige Sonnenvitamin D oder die Mineralien Kalzium oder Magnesium. Zu Unrecht! Vitamin K_2, das vor allem in tierischen Lebensmitteln und fermentierten Produkten wie Käse, Joghurt oder Sauerkraut vorkommt, spielt im Organismus eine wichtige Rolle, zum Beispiel beim Zellwachstum. Ganz besonders interessant wird das Thema K_2 allerdings im Zusammenhang mit Vitamin D.

Damit kommen wir zu dem wichtigsten Punkt: der Beantwortung der Frage, warum du Vitamin D immer mit K_2 einnehmen solltest. Ganz einfach: weil sie sich gegenseitig ergänzen und verstärken. Vitamin D_3 erhöht die Aufnahme von Kalzium, während Vitamin K_2 dafür sorgt, dass es an die richtigen Stellen gelangt, indem es Proteine (Osteocalcin und Matrix-GLA-Protein) aktiviert, die hauptsächlich für die Kalziumverwertung im Blut verantwortlich sind. Vitamin K_2 sorgt also dafür, dass das Kalzium dorthin gelangt, wo es benötigt wird. Also zum Beispiel in die Knochen und Zähne. Es hindert zudem das Kalzium im Blut daran, sich als Plaque (Ablagerung) in den Arterienwänden festzusetzen, und hält so die Blutgefäße sauber. Werden die Proteine nicht aktiviert, kann dieser wichtige Ablauf nicht stattfinden. Das heißt: Wenn du nur eines der beiden Vitamine nimmst, kann es zu einem Ungleichgewicht kommen, das deiner Gesundheit schadet. Deshalb empfehle ich dir, wie schon erwähnt, ein Produkt zu wählen, das sowohl Vitamin D_3 als auch K_2 enthält. Achte dabei auf eine angemessene Dosierung und gute Qualität.

Vitamin C: Immunbooster und Kollagen-Co-Faktor

Das wasserlösliche Vitamin C, auch bekannt als Ascorbinsäure, ist ein essenzielles Vitamin und der Superheld unter den Vitaminen. Es ist ein Alleskönner und hilft beim Aufbau von Bindegewebe, macht Eisen aus pflanzlichen Lebensmitteln verfügbarer oder schützt die Zellen durch seine starke antioxidative Wirkung vor oxidativem Stress. Seine wichtigste Rolle: dein Immunsystem zu boosten und freie Radikale zu fangen.

Du kannst dir Vitamin C wie den Hausmeister deines Körpers vorstellen, der ständig herumläuft und alles repariert, von der Haut bis zu den Blutgefäßen. Ohne ihn würde das totale Chaos herrschen! Vitamin C hat aber noch eine ganz andere wichtige Funktion: Es ist ein wesentlicher Nährstoff bei der Kollagensynthese. Kollagen ist ein wichtiges Protein, das für die Struktur und Elastizität der Haut, die Festigkeit der Knochen und die allgemeine Gesundheit des Bindegewebes unerlässlich ist. Kollagen wäre ohne Vitamin C ein wenig wie Superman ohne seinen Umhang. Es hilft, die Kollagenstränge zu stärken, indem es sie vernetzt und stabilisiert. Das Vitamin findet sich übrigens in vielen Obst- und Gemüsesorten, insbesondere in Zitrusfrüchten, Paprika und Brokkoli.

WISSENS-FACT
Die wichtigsten Rollen von Vitamin C im Körper

Vitamin C ist ein wahres Powerhouse und unterstützt unseren Körper bei vielen grundlegenden Funktionen. Hier ist eine Übersicht über einige der wichtigsten:

IMMUNSYSTEM-STÄRKUNG
Vitamin C ist entscheidend für die Stärkung des Immunsystems und hilft, das Risiko von Erkältungen und anderen Infektionen zu verringern.

ANTIOXIDATIVE EIGENSCHAFTEN
Es schützt die Körperzellen vor Schäden durch freie Radikale, die zu vorzeitiger Alterung und verschiedenen Krankheiten führen können.

UNTERSTÜTZUNG BEI DER KOLLAGENBILDUNG
Vitamin C ist notwendig für die Synthese von Kollagen, was für die Gesundheit der Haut, der Blutgefäße und der Knochen von Bedeutung ist.

HAUTGESUNDHEIT
Es fördert eine gesunde Haut, indem es hilft, Schäden durch Sonneneinstrahlung und Umweltverschmutzung zu reduzieren.

WUNDHEILUNG
Vitamin C beschleunigt die Heilung von Wunden und verbessert die Regeneration der Haut.

EISENABSORPTION
Es verbessert die Eisenaufnahme aus der Nahrung, was besonders wichtig für Menschen mit Eisenmangel ist.

B-Vitamine – die Nervenschmeichler

Vitamin B spielt nicht nur im Alltag eine Rolle, wenn es um gute Beziehungen geht. Die B-Vitamine, eine Gruppe von acht wasserlöslichen Vitaminen, sind die heimlichen Stars unter den Vitaminen, denn ohne sie läuft nichts so richtig – dann fühlst du dich wie ein Smartphone mit nur noch fünf Prozent Akku. Sie helfen, Nahrung in Energie umzuwandeln und spielen so eine wichtige Rolle in der Aufrechterhaltung sämtlicher Körperfunktionen. Sie unterstützen dein Nervensystem, sorgen für gesunde Haut und Haare und sind außerdem wichtig für die Bildung und Reparatur von DNA und anderen Zellen im Körper. Stell sie dir ein wenig vor wie den Dirigenten eines Orchesters, der dafür sorgt, dass alle Musiker harmonisch vereint spielen.

Es gibt verschiedene B-Vitamine, von B_1 bis B_{12}, und jedes hat seine eigene Superkraft. Vitamin B_1, auch bekannt als Thiamin, ist wie ein Bodyguard für dein Gedächtnis, während Vitamin B_6, das Pyridoxin, der Star ist, wenn es darum geht, Nervenbotenstoffe aufzubauen, die für starke Nerven, eine gute Stimmung, klare Gedanken und innere Ruhe sorgen. Fehlt es, kann es sein, dass deine Stimmung ständig kippt. B_{12}, auch bekannt als Cobalamin, ist das einzige wasserlösliche Vitamin, das unser Körper über Jahre hinweg speichern kann. Es ist für die Bildung der roten Blutkörperchen zuständig. Das sind die, die wie kleine U-Boote ständig durch unsere Blutbahnen schwimmen und dabei den Sauerstoff transportieren. Auch für den Aufbau der Nervenzellen in deinem Rückenmark ist es zuständig und spielt zudem eine wichtige Rolle im Eiweißstoffwechsel. Hast du zu wenig davon, reichen die Symptome von Reizbarkeit, Verwirrung und Schlaflosigkeit bis hin zu Depressionen und Ängsten.

WISSENS-FACT
Ein Überblick über die B-Vitamine

Vitamin B_1 (Thiamin): wichtig für den Energiestoffwechsel und die Nervenfunktion.
Vitamin B_2 (Riboflavin): spielt eine Rolle bei der Energiegewinnung, unterstützt die Sehfunktion und Hautgesundheit.
Vitamin B_3 (Niacin): beteiligt an der DNA-Reparatur und anderen Stoffwechselprozessen.
Vitamin B_5 (Pantothensäure): notwendig für die Synthese von Coenzym A und somit für den Fett- und Kohlenhydratstoffwechsel.
Vitamin B_6 (Pyridoxin): wichtig für die Aminosäuresynthese und den Homocysteinstoffwechsel.
Vitamin B_7 (Biotin): ist auch bekannt als »Schönheitsvitamin« und spielt nicht nur eine Rolle im Kohlenhydrat-, Fett- und Eiweißstoffwechsel, sondern ist wichtig für schöne Haut und Haare. Ein Mangel an Biotin kann zu Haarausfall und schlechter Haut führen.
Vitamin B_9 (Folsäure): essenziell für die Zellteilung und die Bildung von DNA und RNA.
Vitamin B_{12} (Cobalamin): notwendig für die Blutbildung und die Funktion des Nervensystems.
Neben diesen acht Haupt-B-Vitaminen gibt es auch sogenannte Vitaminoide, die vitaminähnliche Substanzen sind und vom Körper selbst gebildet werden können, wie zum Beispiel Vitamin B_{15} (Pangamsäure), Vitamin B_4 (Cholin) und Vitamin B_8 (Inositol). Diese sind zwar nicht als essenzielle Vitamine klassifiziert, aber dennoch für deinen Körper wichtig.

Bis auf Vitamin B_{12} kann der Körper die B-Vitamine nicht in großen Mengen speichern, deshalb ist die richtige Wahl von Lebensmitteln wichtig. Sie stecken beispielsweise in Vollkornprodukten, Nüssen, Fleisch, Spinat, Eiern, Milch und Käse. Wenn du das nächste Mal also müde oder gestresst bist, könnte es sein, dass dein Vitamin-B-Vorrat eher mau ist!

Q-10 – Power für die Zellen

Das Coenzym Q-10, auch bekannt als Ubichinon (inaktive Form) kann im Körper in die aktive Form Ubiquinol umgewandelt werden, die deutlich besser aufgenommen werden kann. Q-10 ist ein Enzym, das dein Körper selbst herstellt und für deinen Energiestoffwechsel unentbehrlich ist. Seine wichtigste Aufgabe: die Zellen mit Energie zu versorgen. Stell dir Q-10wie den fleißigen Hauselfen Dobby aus *Harry Potter* vor, der im Hintergrund arbeitet, damit alles reibungslos läuft. Nur dass Q-10 keine Socken sammelt, sondern in den Mitochondrien – den Kraftwerken unserer Zellen – »wohnt« und sich an der Produktion von Adenosintriphosphat (ATP) beteiligt, dem Hauptenergieträger in den Zellen. Coenzym Q-10 ist auch für seine antioxidative Wirkung bekannt, die Zellen vor Schäden durch freie Radikale schützt.

Aber wozu brauchst du manchmal zusätzlich Q-10, wenn dein Körper es selbst herstellt? Nun, es ist wie mit dem WLAN zu Hause – meistens ist es da, aber manchmal brauchen wir einen kleinen Booster, um die Verbindung zu verbessern. Q-10 ist genau dieser Booster für all deine Zellen, die einen hohen Energiebedarf haben. Oder auch dann, wenn die Produktion von Q-10 mit zunehmendem Alter abnimmt. Enthalten ist es unter anderem in Fleisch, Fisch und Nüssen.

Aber wann ist eine Q-10-Supplementierung eigentlich sinnvoll? Es gibt keine eindeutigen wissenschaftlichen Belege dafür, dass Q-10-haltigeNahrungsergänzungsmittel bei gesunden Menschen gesundheitliche Vorteile bieten. Unter bestimmten Bedingungen, wie zum Beispiel bei der Einnahme von Statinen (werden häufig bei Herz-Kreislauf- oder Fettstoffwechselerkrankungen verschrieben), die die natürliche Produktion von Q-10 hemmen können, oder bei bestimmten Krankheiten kann eine Supplementierung jedoch sinnvoll sein. Generell ist es aber immer ratsam, vor der Einnahme von Nahrungsergänzungsmitteln einen Arzt zu konsultieren, insbesondere wegen möglicher Wechselwirkungen mit anderen Medikamenten.

Omega-3-Fettsäuren – Power fürs Gehirn

Die Omega-3-Fettsäuren sind an vielen wichtigen Aufgaben beteiligt, wie der Produktion von Hormonen, der Regulierung der Blutfettwerte, sie haben positive Effekte auf Haut und Haare, eine entzündungshemmende Wirkung, und *last, but not least* fördern sie deine grauen Zellen. Drei davon sind für den menschlichen Körper besonders wichtig: Alpha-Linolensäure (ALA), Eicosapentaensäure (EPA) und Docosahexaensäure (DHA).

Beginnen wir mit der Alpha-Linolensäure (ALA). Sie kann vom Körper nicht selbst hergestellt werden und ist in pflanzlichen Lebensmitteln enthalten, besonders viel davon in Leinsamen und Leinöl, außerdem in Walnüssen und Walnussöl, Hanf und Hanföl sowie in Rapsöl.

Die stoffwechselaktiven Omega-3-Fettsäuren Eicosapentaensäure (EPA) und Docosahexaensäure (DHA) kann unser Körper aus ALA (also aus der pflanzlichen Omega-3-Fettsäure) selbst herstellen, jedoch nur in sehr geringen Mengen. Zudem wird die Umwandlung durch hohe Omega-6-Konzentrationen blockiert. Besonders reichlich sind EPA und DHA in fetten Kaltwasser-Meeresfischen wie Lachs, Hering, Makrele oder Sardelle enthalten. Darüber hinaus finden sich EPA und DHA in höherer Konzentration auch in bestimmten Mikroalgen wie Spirulina- oder Chlorella-Algen). Diese sind es auch, die neben Fischöl für die Herstellung Omega-3-haltiger Nahrungsergänzungsmittel verwendet werden.

Pflanzlicher Hauptlieferant für Omega-3-Fettsäuren ist Leinöl. Es hat einen leicht nussigen Geschmack und passt gut zu Salaten oder etwa Quark mit Pellkartoffeln. Auch Frischkäse bekommt durch das Öl eine besondere Note.

Hanföl enthält etwa 17 Prozent der Omega-3-Fettsäure ALA und gehört ebenfalls in die kalte Küche. Walnussöl und hochwertig hergestelltes Rapsöl weisen immerhin noch um die zehn Prozent ALA auf – diese Öle sind hitzebeständiger, man kann sie zwar in heiße Speisen rühren, sollte sie aber nicht zum Braten verwenden.

ALINAS TIPP: DARAUF SOLLTEST DU BEIM LEINÖL ACHTEN

Leinöl ist durch seinen besonders hohen Gehalt an der wertvollen Omega-3-Fettsäure ALA (50 bis 60 Prozent) sehr lichtempfindlich und wird leicht ranzig. Deshalb unbedingt schon beim Einkauf auf qualitativ hochwertige Herstellung achten – die Kriterien: bio, kalt beziehungsweise unter Ausschluss von Licht, Hitze und Sauerstoff gepresst, zum Beispiel mit dem Verfahren »Omega-safe« oder

»Oxyguard«. Das Öl sollte unbedingt dunkel sowie luftdicht gelagert, frisch verwendet und nach dem Anbruch binnen drei Wochen verbraucht werden, sonst geht die positive Gesundheitswirkung verloren. Wichtig: Leinöl darf man niemals erhitzen.

Damit Omega-3-Fettsäuren im Körper gut wirken können, darf unsere Ernährung nicht zu viele Omega-6-Fettsäuren enthalten. Sie stecken zum Beispiel in Sonnenblumen- oder Distelöl und fertig verarbeiteten Lebensmitteln. Heutzutage enthält unsere Nahrung im Durchschnitt aber zehn- bis zwanzigmal mehr Omega-6- als Omega-3-Fettsäuren. Dabei sollte das Verhältnis Omega-6- zu Omega-3-Fettsäuren bestenfalls eins zu eins sein.

Warum die Omega-Balance so wichtig ist? Weil unser Stoffwechsel Omega-6- und Omega-3-Fettsäuren mithilfe ein und desselben Enzyms verarbeitet. Sind alle Enzyme mit Omega-6-Fettsäuren »besetzt«, kann der Körper keine Omega-3-Fettsäure aufnehmen.

Um zu bestimmen, wie viel EPA und DHA wirklich im Blut ankommen, wurde übrigens ein spezieller Bluttest entwickelt. Er nutzt aus, dass sich Fettsäuren an roten Blutkörperchen anlagern und dort messen lassen. Ein sogenannter Omega-3-Index von acht bis elf Prozent gilt als optimal.

Ich persönlich nehme jeden Tag Omega-3-Öl ein, denn Omega-3-Fettsäuren sind superwichtig für unseren Körper, essenziell für unsere Hirnfunktionen, zur Stressbewältigung, für unser Magen-Darm-System und ebenso für unsere Augen, unser Herz-Kreislauf-System. Du kannst das Öl beispielsweise auch für dein Salatdressing verwenden.

Magnesium

Magnesium gehört zu den essenziellen Mineralstoffen. Das bedeutet, dass dein Körper diesen Mikronährstoff über die Nahrung aufnehmen muss und nicht selbst herstellen kann. Magnesium ist an über 300 biochemischen Reaktionen im Körper beteiligt und spielt im Energie- und Vitamin-D-Stoffwechsel (es aktiviert die Transportmoleküle für Vitamin D), beim Knochenaufbau und für die Funktion von Muskel- und Nervenzellen eine wichtige Rolle. Es ist auch für die Muskeln von großer Bedeutung, die wir nicht bewusst steuern können. Dazu zählen zum Beispiel jene in den Bronchien oder auch in den Wänden von Magen und Darm sowie für die Blutgefäße.

Übrigens, falls du denkst, dass dein Morgenkaffee der Grund ist, dass du morgens fit bist, muss ich dich enttäuschen! Denn auch dafür ist das Magnesium zuständig, da es deine Energieproduktion ankurbelt. Aber es kann noch mehr! Magnesium ist der Bodyguard für dein Herz, hält den Blutdruck im Zaum, wirkt entzündungshemmend und sorgt dafür, dass deine Muskeln nicht verkrampfen.

Und für alle, die gern ein bisschen mehr im Kopf haben wollen: Es ist auch für das Gehirn ein echter Booster. Es hilft, die Nerven zu beruhigen und kann dich sogar dabei unterstützen, den Blues zu vertreiben. Studien haben zudem bewiesen, dass eine regelmäßige Magnesiumaufnahme die Häufigkeit und Schwere von Migräneanfällen verringern kann.

WISSENS-FACT
Magnesium und Bioverfügbarkeit

Beim Kauf von Magnesiumpräparaten immer auf die Bioverfügbarkeit achten. Das ist ein Marker dafür, wie viel vom zugeführten Magnesium vom Körper aufgenommen werden kann. Die höchste Bioverfügbarkeit haben Magnesiumbisglycinat und -citrat. Falls du auf Citrat mit Durchfall reagierst, steige auf Glycinat um.

Unter normalen Umständen kannst du deinen täglichen Bedarf über die Nahrung decken. Insbesondere Nüsse, Hülsenfrüchte, Vollkornprodukte, Blattgemüse, Käse, Bananen und Schokolade mit mindestens 40 Prozent Kakaoanteil sind reich an Magnesium. Die Einnahme von Magnesiumpräparaten kann sinnvoll sein, insbesondere wenn ein erhöhter Bedarf besteht oder die Aufnahme über die Ernährung nicht ausreichend gedeckt wird. Woran du das erkennst? Ein Magnesiummangel kann sich durch Symptome wie Müdigkeit, Muskelkribbeln und -krämpfen, Herzrhythmusstörungen aber auch Übelkeit, Verwirrtheit und Apathie zeigen. In Studien wurde ein Defizit auch mit verschiedenen psychischen Problemen in Verbindung gebracht, einschließlich Depressionen. Ein Magnesiummangel ist übrigens der zweithäufigste Mangel nach Vitamin D.

Eine Überversorgung äußert sich dagegen meist in sehr weichem Stuhl bis hin zu Durchfall. Wenn du also merkst, dass dein Stuhl sehr weich oder gar flüssig wird, dann solltest du weniger Magnesium zuführen.

Die Deutsche Gesellschaft für Ernährung (DGE) empfiehlt für Frauen ab 15 Jahren zwischen 300 und 350 Milligramm Magnesium pro Tag; für Männer sollte die tägliche Dosis zwischen 350 und 400 Milligramm liegen. Diese Menge ist zum Beispiel enthalten in:

- 200 Gramm Nüssen
- 60 Gramm Weizenkleie
- 200 Gramm Bohnen
- 250 Gramm Haferflocken
- 250 Gramm Sonnenblumenkernen

Eine ausreichende Kaliumzufuhr fördert übrigens die Magnesiumaufnahme. Kalium hilft zudem, die Elektrolytbalance im Körper zu bewahren, was wiederum die optimale Aufnahme und Verwertung von Magnesium unterstützt.

ALINAS STORY: MAGNESIUM – I LIKE IT!

Ich bin ein echter Fan von Magnesium und nehme es abends vor dem Einschlafen – kombiniert mit Melatonin. Magnesium regeneriert nämlich nicht nur die Muskeln, indem es die Muskulatur unterstützt und Krämpfen vorbeugt, sondern hilft auch, wenn man Einschlafschwierigkeiten hat. Der Grund ist, dass es beruhigend auf unser Nervensystem wirkt. Und *last, but not least* ist es auch für die Produktion von Neurotransmittern wichtig, die helfen, Reize zu übermitteln.

Lebensmittel, die reich an beiden Mineralstoffen sind, sind unter anderem Bananen, Avocados, Spinat, Nüsse und Hülsenfrüchte.

Eine ausgewogene Ernährung, in der diese Nahrungsmittel regelmäßig vorkommen, kann daher zur allgemeinen Gesundheit und zum Wohlbefinden beitragen.

Kreatin – Energie für die Muskeln

Höher, schneller, weiter – Kreatin, das Wunderpulver, das Muskelberge verspricht und Sportlerherzen höherschlagen lässt. Aber warum eigentlich? Ist Kreatin, übrigens eines der am besten erforschten Supplements, die magische Zutat, die aus einem Mauerblümchen einen Hulk macht? Oder ist es vielleicht das Fitnessstudio in Pulverform?

Kreatin ist eine körpereigene Substanz, die eine Schlüsselrolle bei der Energieversorgung deiner Muskeln spielt. Sozusagen der kleine Energiekick für zwischendurch. Neben der körpereigenen Produktion in Leber, Niere und Bauchspeicheldrüse nehmen wir weiteres Kreatin über die Nahrung auf. Enthalten ist es zum Beispiel in Fisch und Fleisch.

Was also ist das Geheimnis von Kreatin? Seine wichtigste Funktion ist die eines Energieträgers. Überall, wo dein Körper Energie benötigt, ist Kreatin beteiligt. Man findet es in den Muskelzellen, im Gehirn, in den Nerven- und Sinneszellen aber auch in den Spermien. Etwa 95 Prozent des Kreatins befinden sich in der Skelettmuskulatur.

Kreatin ist Teil vieler Stoffwechselvorgänge und hilft, Adenosintriphosphat (ATP) zu regenerieren, die Hauptenergiequelle der Zellen, was zu einer verbesserten Leistung und schnelleren Muskelkontraktion führt. Das ist besonders relevant, wenn der Körper schnell Energie benötigt, wie zum Beispiel bei plötzlicher körperlicher Anstrengung.

WISSENS-FACT
Kreatin und Adenosintriphosphat (ATP)

Adenosintriphosphat (ATP) ist der Hauptenergieträger, der universell für alle Vorgänge im Körper eingesetzt werden kann. Durch die Abspaltung eines Phosphatteilchens wird Energie frei, die zum Beispiel dafür sorgt, dass ein Muskel kontrahiert. Dadurch wird aus dem Adenosintriphosphat (ATP) ein Adenosindiphosphat (ADP). Damit dem Körper neue Energie zu Verfügung steht, muss das ADP-Teilchen danach erneut aufgeladen werden. Das geschieht, indem die Zelle durch Umwandlung von Glukose neue Phosphatteilchen bereitstellt, wodurch ADP wieder in ATP umgewandelt werden kann. Hierzu sind mehrere Schritte nötig, weshalb dieser Vorgang relativ lange dauert. Da der ATP-Speicher bei maximaler Muskelkontraktion nur zwei bis drei Sekunden ausreicht, kommt hier das Kreatin ins Spiel. Die zuvor durch Glukose bereitgestellten Phosphatteilchen werden nämlich auch dazu genutzt, um Kreatinphosphat aus Kreatin zu bilden. Durch die Umwandlung von Kreatinphosphat in Kreatin kann ein Phosphatteilchen frei und ADP wieder unmittelbar zu ATP umgewandelt werden. Der Kreatinphosphatspeicher ist deutlich größer als der ATP-Speicher, daher kann die Energiebereitstellung für die Muskelkontraktion bis zu 20 Sekunden anhalten. Das bedeutet, dass nicht erst neue Phosphatteilchen bereitgestellt werden müssen.
Genau an dieser Stelle gewinnt Kreatin als Nahrungsergänzungsmittel an Bedeutung. Durch die erhöhte Aufnahme ist es möglich, den Kreatinphosphatanteil in der Zelle zu erhöhen – heißt: Dein Körper hat mehr Power!

Noch ein Tipp: Wie auch bei Magnesium (Citrat, Glycinat oder Orotat) gibt es bei Kreatin unterschiedliche Formen. Wenn du es extern supplementierst zeigt Kreatinmonohydrat aktuell die höchste Effektivität gegenüber Kreatinphosphat oder -malat.

Kommen wir nun zu den Supplements der Langlebigkeit, denn auch in dieser Hinsicht ergibt es sehr viel Sinn, sich mit Nahrungsergänzungsmitteln zu befassen.

Ca-AKG – Longevity-Potenzial

Ca-AKG oder Calcium-Alphaketoglutarat ist ein Molekül, das in der Welt der Gesundheit und Langlebigkeit für Aufsehen sorgt. Es ist ein wichtiger Bestandteil des Energiestoffwechsels und spielt eine Rolle bei vielen physiologischen Funktionen unseres Körpers, zum Beispiel im Citratzyklus, einem zentralen Bestandteil des zellulären Stoffwechsels, der für die Energieproduktion in Zellen entscheidend ist. In diesem Zyklus wird Alphaketoglutarat in verschiedene andere Verbindungen umgewandelt, die für die Energiegewinnung und andere lebenswichtige zelluläre Prozesse unerlässlich sind. Mit dem Alter nehmen die AKG-Level ab, und da wir dieses Molekül nicht über die Nahrung aufnehmen können, wird es in der Longevity-Forschung als vielversprechendes Molekül untersucht. Es scheint tatsächlich Potenzial zu haben. In Tierstudien hat AKG das Leben um bis zu 50 Prozent verlängert. Auch Studien bei Menschen gibt es inzwischen – dort reduzierte das Molekül das biologische Alter um bis zu acht Jahre. Es hat auch positive Einflüsse auf den Knochenstoffwechsel und fördert das Muskelwachstum. In Kombination mit Kalzium sorgt es für eine bessere Bioverfügbarkeit im Organismus. Da der Körper diese Verbindung nicht in ausreichender Menge produzieren kann, ist die Aufnahme über Nahrung oder Supplements für viele Menschen von Bedeutung.

Ein Mangel an Ca-AKG kann zu verschiedenen Gesundheitsproblemen führen, wie einem spürbaren Energieverlust. Du könntest dich öfter müde und erschöpft fühlen, selbst wenn du genug schläfst.

Aber es geht nicht nur um Energie. Ein Mangel an Ca-AKG kann auch die Regeneration und Reparatur deiner Zellen beeinträchtigen. Das kann zu langsamerer Wundheilung, verminderter Knochenfestigkeit und sogar zu einer Verschlechterung der Hautgesundheit führen. Letztendlich kann ein langfristiger Mangel an Ca-AKG deinen Körper anfälliger für verschiedene Erkrankungen machen.

Das Coenzym NAD+ – Baumeister Bob

Du bist auf der Suche nach einem Jungbrunnen? Ein Baustein in den komplexen Zusammenhängen beim Alterungsprozess ist das Coenzym NAD+ (Nicotinamidadenindinucleotid). Es ist der Schlüssel zu deiner biologischen Hochleistung – es beeinflusst die Funktion der Mitochondrien, das sind die Kraftwerke der Zellen, versorgt dich so mit Energie, hält dich auf Zellebene topfit, deinen Geist scharf und schützt dich vor dem Altern.

Es wird unter anderem von den sogenannten Sirtuinen (das sind multifunktionale Enzyme) benötigt, um Schäden an der DNA zu reparieren. Im Verlauf des Alters sinkt der Gehalt an NAD+ und damit auch die Fähigkeit der Sirtuine, Schäden zu reparieren. Kurz gefasst kann man sagen: Ein Absinken des NAD+-Spiegels, wie er im Verlauf der Alterung häufig vorkommt, führt zu einem Abbau von Sirtuinen, wodurch sich der Alterungsprozess beschleunigt und die allgemeine Leistungs- und Abwehrfähigkeit des Körpers sinkt. Eine mögliche Antwort, um diesen Prozess aufzuhalten, wäre nun: Man führt dem Körper NAD+ zu. Dies hat sich jedoch als nicht sinnvoll erwiesen, weil der Organismus die Substanz schlecht verstoffwechseln kann.

Stattdessen konzentriert sich die Forschung darauf, Vorstufen von NAD+ zu verwenden, das sind sogenannte NAD+-Vorläufermoleküle. Sie helfen, die NAD+-Produktion im Körper anzukurbeln. Eine dieser Vorstufen ist Nicotinamid-Ribosid (NR). Diese Substanz kann die NAD+-Spiegel in den Zellen erhöhen und dadurch die Zellfunktion verbessern und den Alterungsprozess möglicherweise verlangsamen.

NAD+ hat aber noch mehr drauf! Es hilft nicht nur bei der Energieproduktion und der Reparatur von DNA. Es ist zudem wichtig für den Stoffwechsel und das Immunsystem. Neue Studien zeigen, dass höhere NAD+-Spiegel gut gegen viele altersbedingte Krankheiten sein könnten. Dazu gehören unter anderem Alzheimer, Parkinson, Herzkrankheiten und Diabetes.

Die Forschung zu NAD+ hat das Interesse an natürlichen Wegen geweckt, den Spiegel im Körper zu erhöhen. Bewegung, eine kalorienarme Diät und Fasten kurbeln die NAD+-Produktion an. Lebensmittel wie Avocados, Nüsse und grünes Gemüse sind reich an Vorläufermolekülen von NAD+ und können helfen, deinen NAD+-Spiegel auf natürliche Weise zu erhöhen.

Obwohl die Forschung vielversprechend ist, weiß man noch nicht alles über NAD+ und die Vorläufermoleküle. Es braucht mehr Studien, um die langfristigen Auswirkungen und die besten Dosierungen zu verstehen. Die Idee, den Alterungsprozess mit

NAD+ zu verlangsamen, ist spannend, aber es ist ein komplexes Thema, das gründlich erforscht werden muss.

Mit Sicherheit ist ein gesunder Lebensstil ein super Anfang. Regelmäßig ein wenig Sport zu treiben (mehr dazu im Kapitel »Move it, Baby! – Bewegung«), sich gesund zu ernähren (siehe dazu das Kapitel »Satte Sache – Ernährung«) und auf den eigenen Stresspegel zu achten (weitere Infos dazu findest du im Kapitel »Me-Time-Masterclass – Entspannung«) helfen, die natürliche Produktion von NAD+ zu unterstützen. So kannst du deiner Gesundheit und dem Longevity-Potenzial deines Körpers einen Extraboost geben. Yoga, Meditation und ausreichend Schlaf können ebenfalls einen positiven Einfluss haben. Studien zeigen, dass eine Kombination dieser gesunden Gewohnheiten die beste Wirkung erzielt. Ein aktiver Lebensstil, der Spaß macht und abwechslungsreich ist, kann dir helfen, motiviert zu bleiben und langfristig gesunde Entscheidungen zu treffen.

Bleib aktiv, iss gut und sei positiv – dein Körper wird es dir danken! Mit ein paar einfachen Gewohnheiten kannst du viel für deine Gesundheit und dein Wohlbefinden tun. Vergiss nicht, dass kleine Schritte oft große Veränderungen bewirken können. Indem du dich um deinen Körper und deine Psyche kümmerst, schaffst du die besten Voraussetzungen für ein langes, gesundes Leben, das dir einfach Freude macht!

WISSENS-FACT
Mitochondrien

Ohne sie geht nichts: Mitochondrien sind die Kraftwerke unserer Zellen. In einer Zelle befinden sich zwischen 100 und 2000 von ihnen, wo sie Wasserstoff und Sauerstoff in Adenosintriphosphat (ATP) umwandeln. ATP ist die Energie, die die Zellen benötigen, um optimal zu funktionieren.

Das kannst du tun, um deine Mitochondrien zu stärken:

- Sport: fördert die Bildung von Mitochondrien in den Muskelzellen. HIIT-Übungen sind kurze, aber umso intensivere und explosivere Trainingseinheiten, die den Körper zur Erschöpfung bringen, da sie sehr viel Energie zehren. Doch dadurch baut er tatsächlich mehr Mitochondrien auf und bekommt wiederum mehr Energie.
- Bewegungsmimetika *(exercise mimetics):* chemische Verbindungen, die den Körper glauben lassen, dass er gerade ein intensives Training durchmacht.
- Kältetraining: Kalt duschen oder Eisbaden kann ebenfalls dazu beitragen, deine Mitochondrien zu stärken, da der Körper den Energieverbrauch hochfährt.
- Intervallfasten: Durch intermittierendes Fasten wird der Stoffwechsel angeregt, die Mitochondrienaktivität kann davon profitieren.
- Schilddrüse: Auch eine gesunde Schilddrüsenfunktion ist wichtig, da sie ebenfalls Einfluss auf die Mitochondrien hat.
- Schlaf ist das A und O der Regenerationsprozesse unseres Körpers und somit auch der Mitochondrien. Wenn du zu wenig schläfst, hast du weniger Energie.

Da draußen existieren noch viele weitere Stoffe, die unsere Zellen lieben. Immer wieder gibt es neue Hype-Substanzen, wenn es um Longevity und Anti-Aging geht.

Resveratrol – der Rotwein-Revolutionär

Noch vor ein paar Jahren war der Pflanzenstoff Resveratrol, ein natürliches Polyphenol, das in der Haut von roten Trauben vorkommt, der große Hype. Denn Resveratrol wird Anti-Aging-Potenzial nachgesagt. On top soll es entzündungshemmend wirken, den Cholesterinspiegel regulieren und als Phytoöstrogen bei Hormonstörungen wie dem polyzystischen Ovarialsyndrom (PCOS) helfen. Aus diesem Grund griffen viele zu Rotwein. Aber um eine Wirkung zu bemerken, müsste man schon *sehr* viel Rotwein trinken – und damit wäre die Leber dann so überfordert, dass es mit der Langlebigkeit auch eher düster aussehen würde ... Auch die aktuelle Studienlage steht dem Resveratrol wieder etwas kritisch gegenüber. Da muss definitiv noch mehr Forschung passieren!

Astaxanthin – der Super-Antioxidans-Schutzschild

Der Name mag nicht ganz leicht über die Zunge gehen, doch Astaxanthin gilt als eines der stärksten Antioxidantien der Welt. Es wird aus Mikroalgen gewonnen und ist ein wahrer Wächter gegen oxidativen Stress und Entzündungen. Durch seine Fähigkeit, die Zellmembran zu durchdringen, schützt es deine Zellen und unterstützt dein Immunsystem. Der Stoff zählt zur Gruppe der Carotinoide, die essenziell für geregelte Zellprozesse sind. Astaxanthin kommt natürlicherweise besonders häufig in Algen (Plankton) vor, aber auch in einer beschränkten Anzahl von Pilzen und Bakterien. Tiere, die diese Algen gern und in großen Mengen verspeisen, werden rosa – wie zum Beispiel Lachs, Hummer, Shrimps, Krabben oder Flamingos. Wer jetzt denkt, den Bedarf nur mit Lachs decken zu können, irrt. Dazu müsstest du schon täglich eine riesige Menge davon essen. Schauen wir uns für einen Moment diese faszinierenden roten Algen einmal genauer an. Algen sind aber doch grün und nicht rosarot oder lachsfarben, wirst du jetzt einwerfen. Aber wenn astaxanthinhaltige Algen (zum Beispiel die Mikroalge Haematococcus pluvialis) in eine Stresssituation geraten, also etwa plötzlich unter Hitze, Kälte, Wassermangel oder starker UV-Strahlung leiden, dann färben sie sich rot.

Aufgrund seiner vielversprechenden Wirkung dient Astaxanthin auch immer häufiger als Basis für Hautpflegeprodukte. Für die Haut birgt es gleich mehrere Vorteile. Die wohl wichtigste Funktion des Carotinoids für die Haut ist seine antioxidative Wirkung, durch die es freie Radikale abwehrt und weiteren Stressfaktoren wie UV-Strahlen, die in Verbindung mit einer schnelleren Hautalterung stehen, vorbeugen kann. Im Vergleich zu anderen beliebten Antioxidantien schneidet Astaxanthin besonders gut ab und wirkt beispielsweise noch effektiver gegen Umweltstress als Vitamin E.

WISSENS-FACT
Antioxidantien

Ich schreibe ständig von Antioxidantien. Aber was ist das überhaupt? Antioxidantien verhindern – wie ihr Name sagt – Oxidationen. Oxidationsprozesse entstehen dann, wenn freie Radikale sich in deinem Körper bewegen. Und diese wiederum sind sehr reaktive sauerstoffhaltige Moleküle, in deren chemischer Struktur ein Elektron fehlt. Nach diesem fehlenden Elektron sind die freien Radikale verzweifelt auf der Suche. In Bruchteilen einer Sekunde »überfallen« sie Körperzellen und entreißen ihnen sozusagen ein Elektron. Diese Aktion wird Oxidation oder oxidativer Stress genannt. Die Körperzelle, der nun selbst ein Elektron fehlt, wird so zu einem freien Radikal. Daraus entstehen Kettenreaktionen, die im Körper massive Schäden verursachen und Alterungsprozesse beschleunigen können. Das Ausschalten von freien Radikalen ist folglich einer der wichtigsten Faktoren im Longevity-Prozess. Und genau das ist die Aufgabe von Antioxidantien.

Astaxanthin eignet sich durch seinen besonderen Aufbau auch ideal als Inhaltsstoff in Cremes, Seren oder Hautölen: Es besitzt sowohl hydrophile (wasserliebende) als auch lipophile (fettliebende) Bestandteile – und ist damit unserer Haut in ihrer Struktur ähnlich, die ebenfalls beide Komponenten aufweist. Neben der Abwehr freier Radikale hemmt Astaxanthin kollagenabbauende Enzyme, die bei Stress in unserem Körper aktiviert werden. Indem es die Kollagensynthese stimuliert, kann es bei langfristiger Anwendung die Haut straffen, glätten und Falten vorbeugen oder bereits vorhandene Fältchen lindern. Daher gilt es als wertvolles Anti-Aging-Treatment.

Glycin – der Hautschmeichler

Glycin ist die kleinste und einfachste Aminosäure, die in unserem Körper vorkommt, hat aber so einiges drauf. Vor allem die Longevity-Bewegung setzt große Hoffnung auf sie.

Glycin ist Teil unzähliger biologischer Prozesse, ein wichtiger Baustein für viele Proteine und spielt eine entscheidende Rolle bei diversen Stoffwechselvorgängen. Es ist auch an der Produktion von Glutathion beteiligt, einem der wichtigsten Antioxidantien des Körpers. Zudem wirkt es beruhigend auf das Gehirn und kann als Neurotransmitter fungieren.

Glycin ist auch ein echter Hautschmeichler, da es eine Schlüsselrolle bei der Synthese von Kollagen spielt, jenem Protein, das für die Festigkeit und Elastizität deiner Haut unerlässlich ist. Es hilft nicht nur bei der Wundheilung, sondern kann auch das Erscheinungsbild von Falten reduzieren und die allgemeine Hautqualität verbessern.

Glycin kann dich auch besser schlummern lassen. Studien haben gezeigt, dass die Aminosäure dabei helfen kann, schneller einzuschlafen und die Schlafqualität zu verbessern, was sie zu einem wirksamen Mittel gegen Schlafstörungen macht. Und auch bei Prüfungsstress ist Glycin ein Geheimtipp, denn es wirkt beruhigend auf das Gehirn und kann so Stress und Angstzustände lindern.

Darüber hinaus spielt es eine wichtige Rolle in der Herzgesundheit, indem es den Blutdruck und Cholesterinspiegel reguliert. Es unterstützt auch die Leberfunktion, da es zur Entgiftung des Körpers beiträgt und deinen Stoffwechsel effektiver arbeiten lässt. Und auch deinen Darm erhält es gesund, indem es die Schleimhaut des Magen-Darm-Trakts schützt und Entzündungen verhindert.

Obwohl der Körper Glycin selbst herstellen kann, wird es oft als »bedingt essenzielle« Aminosäure bezeichnet, da in bestimmten Situationen oder Lebensphasen eine zusätzliche Aufnahme über die Nahrung erforderlich sein kann. Es steckt zum Beispiel in proteinreichen Lebensmitteln wie Fleisch, Fisch, Milchprodukten und Hülsenfrüchten. Besonders wenn du unter Stress stehst, kann Glycin wichtig sein. Nahrungsergänzungsmittel wie mein Collagen One sind ein fantastischer Weg, eine ausreichende Versorgung mit Glycin dauerhaft sicherzustellen.

Die Forschung zu Glycin ist weitreichend und zeigt das Potenzial dieser Aminosäure in verschiedenen Gesundheitsbereichen. In jüngsten Studien wurde untersucht, wie Glycin bei der Prävention und Behandlung von Stoffwechselerkrankungen wie Diabetes Typ 2 helfen kann. Es scheint die Insulinsensitivität zu verbessern und den Blutzuckerspiegel zu regulieren, was es zu einem vielversprechenden Ansatz in der Diabetesforschung macht.

Auch bei Krebserkrankungen könnte Glycin eine Rolle spielen. Einige Studien deuten darauf hin, dass es das Wachstum bestimmter Krebszellen hemmen und die Wirksamkeit von Krebstherapien verbessern könnte. Diese Forschungsergebnisse sind allerdings noch vorläufig und bedürfen weiterer Untersuchungen.

Ein weiterer interessanter Forschungsbereich ist der Einfluss von Glycin auf die kognitive Funktion und das Gehirn. Vorläufige Studien legen nahe, dass Glycin die kognitive Leistungsfähigkeit verbessern und zur Behandlung von neurologischen Erkrankungen beitragen könnte. Es wird auch untersucht, inwiefern es bei der Behandlung von psychischen Störungen wie Schizophrenie nützlich sein kann.

Insgesamt weisen die aktuellen Forschungsergebnisse darauf hin, dass Glycin eine wichtige Rolle in der Gesundheitsforschung spielt und das Potenzial hat, die Behandlung und Prävention einer Vielzahl von Erkrankungen zu verbessern.

Spermidin – der Zellverjünger

Was ist Spermidin? Wer den Begriff Spermidin zum ersten Mal hört, denkt dabei oft an ... ja, genau! Richtig! Die Assoziation ist aber gar nicht so falsch. Sowohl das Konzept als auch der Name Spermin (ein Spaltungsprodukt des Zellkerns) ist von der männlichen Samenflüssigkeit abgeleitet, da es dort zuerst entdeckt wurde. Spermidin kommt aber nicht nur im Sperma vor und damit bei Männern, sondern in allen lebenden Organismen und Körperzellen. Das Molekül ist ein sogenanntes biogenes Polyamin und gilt gegenwärtig als eine der interessantesten Substanzen im Bereich Anti-Aging.

Im 19. Jahrhundert gelang es dem deutschen Forscher Philipp Schreiner, eine stickstoffhaltige Base mit dem Namen Spermin aus Samenflüssigkeit zu isolieren und zu beschreiben. Spermidin ist ein Zwischenprodukt der Spermienbildung, kommt aber als Botenstoff in allen Organismen und Körperzellen vor. Seine Aufgabe besteht insbesondere darin, auf Zellwachstum und -erneuerung einzuwirken. Es ist also in jedem Organismus, unabhängig ob männlich oder weiblich, vorhanden und erfüllt dort wichtige Aufgaben. Die genaue physiologische Funktion in wachsenden Zellen ist noch nicht geklärt. Klar ist aber: Bei einer Beschleunigung des Stoffwechsels erhöht sich die Menge des Spermidins im Organismus, bei einer Verlangsamung nimmt sie ab.

Wie viel Spermidin im Organismus vorhanden ist, hängt von verschiedenen Faktoren ab. Die wichtigsten Einflüsse sind das Alter und die Ernährung. Als besonders spermidinhaltig gelten Weizenkeime, Hülsenfrüchte und Nüsse. Der Körper ist bis zu einem gewissen Grad in der Lage, Spermidin selbst herzustellen. Grundsätzlich gilt: Je aktiver der Stoffwechsel ist, desto mehr Spermidin ist vorhanden. Im Verlauf des Alterungsprozesses nimmt die Vitalität der Stoffwechselvorgänge und damit der Spermidingehalt im Organismus ab. Das bedeutet zwangsläufig, dass der Spermidingehalt individuell – je nach Lebensphase und Ernährung – sehr unterschiedlich ausfallen kann.

Spermidin wirkt auf zellulärer Ebene auf den Prozess der Autophagie ein. Der Begriff stammt aus dem Griechischen und kann mit »sich selbst fressen« übersetzt werden. Was zunächst brachial klingt, hat für den Organismus erhebliche Vorteile.

Bei diesem Vorgang geschieht im Körper etwas Erstaunliches: Beschädigte und damit nutzlose Proteine werden abgebaut, zerlegt und so wieder für den Organismus verfügbar gemacht. Autophagie bedeutet entsprechend, dass die Zelle einen Teil ihres Inneren selbst verdauen kann. Man kann sich das als eine Art Recycling vorstellen, bei dem beschädigte oder nicht mehr benötigte Bausteine der Zelle in ihre Bestandteile zerlegt und ihr wieder zugeführt werden. Dieser Prozess läuft bei reduzierter Nährstoffzufuhr, bei Stress oder beim Fasten ab. Er hilft, in diesen Phasen die Zelle wieder mit Energie und neuen Bausteinen zu versorgen. Aber es geht auch darum, dass geschädigte Komponenten entsorgt werden. Das können defekte Proteine oder andere Zellbestandteile sein, die sonst gefährlich für den Organismus werden könnten.

Die wissenschaftliche Untersuchung der Funktion und Wirkung von Spermidin läuft auf Hochtouren. Der Hintergrund für das Interesse besteht insbesondere in dessen Fähigkeit, die zelluläre Autophagie zu regulieren und zu fördern. Bei Experimenten mit Fruchtfliegen hat sich herausgestellt, dass deren kognitive Leistung sich bei einer erhöhten Zufuhr steigert. Weiter konnte die Herzfunktion von Labormäusen damit signifikant verbessert werden. Bei einer Untersuchung am Menschen ergab sich, dass Personengruppen mit hoher Spermidinzufuhr über die Ernährung ein verringertes Sterberisiko hatten. Die Entdeckung des Einflusses von Spermidin auf unterschiedliche Prozesse im Organismus gehört damit zu den interessantesten Bereichen der gegenwärtigen Alterungs- und Gesundheitsforschung.

Betain (TMG) – der Wassermanager

Betain, auch bekannt als Trimethylglycin (TMG), zählt im Bereich der Supplements noch zu den relativ Unbekannten. Es wirkt fast wie ein Vitamin, verbessert die Funktion verschiedener Moleküle in deinem Körper, bekämpft Entzündungen und hilft den Flüssigkeitshaushalt in deinen Zellen zu regulieren. Du findest es vor allem in Spinat, Roter Bete und Quinoa.

Einige Studien haben gezeigt, dass Betain auch deine sportliche Leistung verbessern kann, insbesondere bei anaeroben Aktivitäten und Krafttraining. Es scheint nämlich die Muskelkraft und -ausdauer zu erhöhen und könnte so auch zur Steigerung der Muskelmasse beitragen. Der genaue Mechanismus wird noch erforscht, aber es wird vermutet, dass es neben der Zellhydratation (also den Wassergehalt der Zelle) auch die Neubildung von Proteinen beeinflusst.

Untersuchungen deuten darauf hin, dass Betain zur Reduktion von Körperfett beitragen kann. Zahlreiche weitere positive Eigenschaften werden durch Studien nahegelegt – hier ist die Forschung noch in vollem Gang. Dazu zählen die Reduktion von Entzündungsprozessen, Schutz der Leber und Nieren sowie Verbesserung der Verdauung. Betain stellt damit eine sehr interessante

Möglichkeit dar, deine Performance aber auch deine allgemeine Gesundheit gezielt zu unterstützen.

Hohe Betaindosen (mehr als vier Gramm täglich) können deine Blutfettwerte beeinflussen. Eine moderate Dosis von ein bis drei Gramm pro Tag gilt als sicher und effektiv. Rote Bete und Spinat sind gute Betainquellen, aber ihre Bioverfügbarkeit ist in gekochter Form reduziert. Betainsupplemente wie unser Collagen One sind also eine praktische Alternative, um von den vielen Vorteilen zu profitieren.

Kollagen – der Tausendsassa in deinem Körper

Stell dir mal vor, du könntest ein magisches Elixier trinken – fast so wie Obelix in den *Asterix*-Bänden – und augenblicklich wärst du um Jahre jünger. Kollagen verspricht genau das. Straffe Haut, ein jugendliches Aussehen und starke Gelenke. Kein Wunder, dass es in vielen Gesichtscremes steckt. Doch was passiert eigentlich, wenn man Nahrungsergänzungsmittel mit Kollagen zu sich nimmt? Neben straffer Haut soll es die Muskeln stärken und sogar gegen Cellulite helfen. Aber von Anfang an: Kollagen ist Hauptbestandteil unseres Bindegewebes und ein Protein, das der Körper selbst produziert und das in verschiedenen Varianten vorkommt – abhängig davon, wo es zum Einsatz kommt. Es ist Bestandteil der Haut, der Knochen, Sehnen, Bänder und vieler anderer Körperstrukturen und spielt eine wichtige Rolle bei deren Funktion.

Kollagen ist sozusagen das Klebstoff-Protein, das alles zusammenhält und uns vor dem Auseinanderfallen bewahrt. Stell dir Kollagen wie das Spannbetttuch deines Körpers vor – es hält alles glatt und an seinem Platz. Aber mit der Zeit kann es ausleiern und Falten werfen.

In Nahrungsergänzungsmitteln wie Kollagenpulver findet Kollagen in der Regel als wasserlösliches Kollagenhydrolysat Verwendung, das meist aus den Knochen von Rindern gewonnen wird.

Es gibt über 28 verschiedene Typen von Kollagen, die sich in ihrer Zusammensetzung und Funktion unterscheiden. Die häufigsten sind:

- Typ I: kommt in Haut, Sehnen, Blutgefäßen, Organen und Knochengewebe vor.
- Typ II: ist Hauptbestandteil von Knorpeln.
- Typ III: steckt in Haut, Muskeln und Blutgefäßen.
- Typ IV: Dieses Kollagen ist wichtig für die Filtration, vor allem in den Nieren.

Diese Funktionen erfüllt Kollagen im Körper:

- Haut: In der Haut sorgt Kollagen für Festigkeit und Elastizität. Es hilft, sie straff und jugendlich aussehen zu lassen. Mit dem Alter nimmt die Kollagenproduktion ab, was zu Falten und einer schlaffen Haut führt.
- Gelenke und Knorpel: Hier unterstützt es die Gesundheit der Gelenke, indem es zur Erhaltung des Knorpels beiträgt. Es wirkt wie eine Art Stoßdämpfer und ermöglicht so eine reibungslose Gelenkbewegung.
- Knochen: Kollagen bildet die Grundsubstanz für die Mineralisation der Knochen und ist so entscheidend für deren Stärke und Flexibilität.
- Blutgefäße: Kollagen hilft, die Elastizität der Gefäßwände zu erhalten.

Der Körper produziert Kollagen natürlich, aber dieser Prozess nimmt mit steigendem Alter immer weiter ab. Bereits ab dem 25. Lebensjahr lässt die Kollagenproduktion nach. Faktoren, die den Kollagenabbau beschleunigen, sind unter anderem UV-Strahlung, Rauchen und eine schlechte Ernährung.

ALINAS STORY: MEINE SUPPLEMENTIERUNG MIT KOLLAGEN

Ich supplementiere jeden Tag Kollagen (mein liebstes ist Collagen One Yuzu Lemon von Onegevity), um mein Darmmikrobiom zu unterstützen. Aber auch seine Wirkung auf Haut, Haare, Nägel und Gelenke sind mir wichtig. Gerade wenn du sehr sportlich bist, kann es deine Gelenke positiv beeinflussen.

Um die Kollagenproduktion von innen zu unterstützen, sind Nahrungsmittelergänzungen sinnvoll. Diese Präparate, oft in Form von Pulver, enthalten hydrolysiertes Kollagen, das leichter vom Körper aufgenommen werden kann.

Hyaluron (HA) – der Schlüssel zu jugendlicher Haut

Und nun zu Obelix' zweitem Vielleicht-Wunsch-Zaubertrank, dem Hyaluron. Die Suche nach einem jugendlichen, strahlenden Teint ist so alt wie die Menschheit selbst. Während viele nach äußerlichen Lösungen suchen, liegt das Geheimnis jedoch oft in der richtigen Pflege von innen heraus. Hyaluron – oder Hyaluronsäure (HA) – ist ein Mehrfachzucker, der natürlicherweise in unserem Körper vorkommt, vor allem in der Haut, den Gelenken und den Augen. Es ist wie der persönliche Feuchtigkeitsmanager deines Körpers, der dafür sorgt, dass alles schön prall und elastisch bleibt. Stell dir Hyaluron als den ultimativen Durstlöscher für deine Zellen vor – es bindet Wasser und hält die Haut von innen heraus feucht. Es spielt also nicht nur in der Hautpflege eine Rolle, sondern erregt auch als Nahrungsergänzungsmittel immer mehr Aufmerksamkeit. Leider nimmt mit zunehmendem Alter die natürliche Produktion von HA im Körper ab, was zu Trockenheit, Faltenbildung und Elastizitätsverlust deiner Haut führt.

Eine asiatische Studie, die die Auswirkungen von oral eingenommener Hyaluronsäure untersuchte, zeigte bemerkenswerte Ergebnisse. In dieser nahmen 40 Männer und Frauen im Alter von 35 bis 64 Jahren täglich 120 Milligramm HA ein. Das Ergebnis: eine deutliche Verbesserung der Hautfeuchtigkeit, Verringerung der Faltenbildung und erhöhte Elastizität der Haut.

Die regelmäßige Einnahme von Hyaluronsäurepräparaten kann daher ein Schlüssel zur Erhaltung und Verbesserung der Hautgesundheit sein. Produkte mit Kollagen – wie mein Collagen One, das Hyaluronsäure in Kombination mit anderen gesundheitsfördernden Inhaltsstoffen wie Kollagen, Vitaminen und Mineralstoffen enthält – bieten eine umfassende Lösung für die Hautpflege von innen.

Zusätzlich zur Einnahme von Nahrungsergänzungsmitteln kannst du deine Hyaluronaufnahme übrigens auch durch die Ernährung steigern. Lebensmittel wie Zitrusfrüchte und Blattgemüse sind reich an Nährstoffen, die die HA-Produktion im Körper unterstützen.

Zwei Newcomer auf dem Markt der Supplements, die ich dir nicht vorenthalten möchte, sind Alpha-Liponsäure und Propolis.

Alpha-Liponsäure (ALA) – der Schlankmacher

Alpha-Liponsäure ist eine Fettsäure, die sowohl wasser- als auch fettlöslich ist. Das bedeutet, sie kann überall hinreisen – durch die Blut-Hirn-Schranke, um das Gehirn zu entgiften, oder direkt in deine Hüften, um dort das Fett zu bekämpfen. Im Körper erfüllt die Alpha-Liponsäure zwei wichtige Funktionen: Zum einen ist sie wichtig für den Energiestoffwechsel, zum anderen ein sehr powervolles körpereigenes Antioxidans. On top wirkt sie entzündungshemmend, hilft beim Abbau von Schwermetallen wie auch beim Abnehmen und bringt dein Hirn in Schwung.

Eine Studie der Oregon State University hat vor Kurzem erst gezeigt, dass ALA bei übergewichtigen, aber ansonsten gesunden Frauen, die sie als Nahrungsergänzungsmittel einnahmen, zu einer Gewichtsabnahme führte – und das ohne zusätzliche Diät oder Bewegung.

Propolis – Bienenwunder fürs Immunsystem

Bienen sind nicht nur fleißige Honigproduzenten, sondern auch Meister der Naturapotheke! Eines ihrer faszinierenden Produkte ist Propolis, ein Kittharz, das sie zum Schutz ihres Bienenstocks verwenden – denn es hält Viren, Pilze und Bakterien aus dem Stock fern. Im Stock mischen sie es mit Wachs und Blütenpollen. Damit desinfizieren sie die Innenräume und dichten kleinere Ritzen ab. Das klebrige Wunderwerk wird seit Jahrhunderten auch von Menschen genutzt und oft als Immunsystembooster angepriesen. Es soll die Abwehr stärken, die Verdauung harmonisieren, entzündungshemmend, antibakteriell und wundheilungsfördernd wirken – dennoch fehlen bisher eindeutige wissenschaftliche Beweise. Achtung: Propolis kann auch Allergien auslösen, also ist es nicht für jeden geeignet. Besonders wenn du auf Bienen- oder Wespenstiche allergisch reagierst, könnte Propolis eher schaden als helfen.

Kommen wir nun zu den sogenannten Adaptogenen, die wahre Stresskiller sind. Das Thema ist gerade in den USA sehr aktuell und schwappt mittlerweile auch nach Deutschland über. Hailey Bieber reichert ihren Smoothie schon mit Lion's-Mane-Pulver (Igel-Stachelbart) an. Also: Chill mal wieder! Und zwar mit Adaptogenen. Das sind natürliche Substanzen, die in Pflanzen und Pilzen vorkommen und so was wie die Beruhigungspillen der Natur! Denn sie helfen deinem Körper, sich an physischen und emotionalen Stress anzupassen, damit du auch unter Druck einen kühlen Kopf bewahrst. Wie sie funktionieren? Sie enthalten hormonähnliche Stoffe, die dich bei physischen, psychischen und emotionalen Belastungen gelassener machen. Zu den bekanntesten Adaptogenen gehören Ashwagandha, Rhodiola, Ginseng und Schisandra.

Ashwagandha – Ommm

Diese Beere ist mein absoluter Gamechanger, wenn es um Stress und Cortisol geht! Ashwagandha, auch bekannt als Schlafbeere oder Withania somnifera, ist eine Pflanze, die in der traditionellen indischen Ayurvedamedizin weit verbreitet ist. In den letzten Jahren hat Ashwagandha auch im Westen als Nahrungsergänzungsmittel an Popularität gewonnen, vor allem aufgrund seiner adaptogenen Eigenschaften, die helfen können, Stress zu bewältigen und das allgemeine Wohlbefinden zu fördern.

Verwendet werden die Wurzel und manchmal auch andere Teile der Pflanze. Traditionell wird Ashwagandha zur Verbesserung der Konzentration, zur Unterstützung des Nervensystems und zur Linderung von Stresssymptomen eingesetzt. Es wird auch angenommen, dass es positive Effekte auf das Herz-Kreislauf-System hat, indem es beispielsweise den Blutdruck reguliert und den Herzmuskel stärkt (übrigens steckt es auch in meiner Matcha-Kreation Much a Matcha von Onegevity).

Rhodiola rosea – der Stresskiller

Auch Rhodiola rosea beziehungsweise Rosenwurz zählt zu den wichtigsten Adaptogenen. Die gern im Kühlen wachsende Pflanze – am liebsten in Sibirien – erhöht die Stressresistenz. Aber auch bei Müdigkeit, depressiven Verstimmungen und Angstzuständen soll sie helfen. On top bringt sie noch dein Hirn auf Trab, versorgt den Körper mit Sauerstoff, pusht deine Energie und sorgt für Glückshormone. Sogar Zellmutationen kann sie wohl verhindern, indem sie die DNA repariert.

Kurkuma – das goldene Superfood

Dieses Superfood kennst du wahrscheinlich aus der Küche. Kurkuma, auch bekannt als Gelbwurz, wird aus der Wurzel der Pflanze Curcuma longa gewonnen und steckt in so ziemlich jeder Currymischung. Die Wurzel, die ursprünglich aus Südasien stammt, ist aber auch einer der Stars in der Naturheilkunde, denn sie wird seit Jahrtausenden in der traditionellen indischen Heilkunst Ayurveda verwendet.

Die Hauptkomponente von Kurkuma, Curcumin, ist nämlich ein starkes Antioxidans. Studien haben gezeigt, dass Curcumin entzündungshemmende Eigenschaften besitzt und bei der Behandlung von Verdauungsbeschwerden, Arthrose und sogar bestimmten Krebsarten helfen kann. Es wird auch untersucht, ob Kurkuma bei der Vorbeugung von Alzheimer und anderen neurodegenerativen Erkrankungen nützlich sein könnte.

Bei der Aufnahme von Curcumin tut sich dein Körper übrigens schwer. Daher noch mein Tipp: immer mit schwarzem Pfeffer mischen. Der enthält Piperin, einen natürlichen Stoff, der die Aufnahme von Curcumin verbessert.

Bacopa monnieri – Push-up fürs Hirn

Bacopa monnieri, auch bekannt als Kleines Fettblatt oder unter dem indischen Namen *Brahmi*, ist ein Kraut, das im Ayurveda häufig verwendet wird. Ihm werden Auswirkungen auf Körper und Geist nachgesagt. Der Legende nach wurde das Brahmi-Kraut von alten vedischen Gelehrten verwendet, um heilige Texte und Schriften schneller lernen und sich merken zu können. Brahmi ist ein starkes Antioxidans, hat eine schützende Wirkung auf die Zellen, soll Stress reduzieren und das Hirn auf Trab bringen. Durch die Einnahme kann sich beispielsweise das Denkvermögen oder auch die Konzentrationsfähigkeit verbessern, ohne zu ermüden. Verwendet werden dafür die fleischigen, runden Blätter der Pflanze.

Doch wie genau wirkt sich die Einnahme von Brahmi etwa auf das Gedächtnis oder die Konzentrationsfähigkeit aus? Das Kraut zählt zu den Nootropika. Diese Mittel können einen positiven Einfluss auf das zentrale Nervensystem ausüben. Brahmi kann die Informationsverarbeitung beschleunigen und die Gedächtnisleistung erhöhen. Zudem kann ein positiver Effekt auf das Lang- und Kurzzeitgedächtnis erzielt werden. Informationen werden schneller verarbeitet und länger gespeichert. Darüber hinaus kann die Einnahme von Brahmi eine Verbesserung der Konzentrationsfähigkeit bewirken. Die mentale Leistung und Verknüpfung von Informationen, beispielsweise bei Lernprozessen, kann dir so leichterfallen.

WISSENS-FACT
Bacopa monnieri und ADHS

In einer Studie erhielten 30 Kinder im Alter von sechs bis zwölf Jahren, bei denen ADHS diagnostiziert wurde, eine Dosis von 225 Milligramm Bacopa monnieri pro Tag für sechs Monate. Es gab eine allgemeine Verringerung der Unruhe bei 93 Prozent der Kinder, eine Verbesserung der Selbstkontrolle bei 89 Prozent und eine Verringerung des Aufmerksamkeitsdefizits bei 85 Prozent der an der Studie teilnehmenden Kinder.

Die beiden gängigsten Darreichungsformen sind Kapseln oder Tees. Darüber hinaus gibt es noch das Brahmi-Öl, das jedoch eher für eine äußere Anwendung geeignet ist.

5-HTP – dein Glücksbooster

5-Hydroxytryptophan, besser bekannt als 5-HTP, ist eine echte Stimmungskanone! Die Aminosäure spielt nämlich beim Aufbau der Neurotransmitter Serotonin (wird auch das »Glückshormon« genannt) und Melatonin eine wichtige Rolle. Als direkte Vorstufe bei der Serotoninbildung stellt 5-HTP eine effektive Maßnahme zur Erhöhung des Serotoninspiegels dar. Eine Erhöhung davon behebt nicht nur depressive Verstimmungen, sondern verbessert auch die Schlafqualität. Der Vorteil von 5-HTP ist, dass es vom Organismus direkt in Serotonin umgewandelt werden kann. Das kann sich auf viele Bereiche positiv auswirken: von der Behandlung von Schlafstörungen oder Migräne bis hin zur Verbesserung von leichten Depressionen und Angstzuständen. Sogar die Pfunde purzeln leichter. Gewonnen wird es aus den Samen der afrikanischen Schwarzbohne.

L-Arginin – dein Fitnessbuddy

Diese schlaue, kleine Aminosäure ist wichtig für deine Muskeln. Arginin gehört zur Stoffgruppe der semi-essenziellen Aminosäuren und ist für den Organismus vor allem beim Aufbau von neuen Proteinstrukturen von Bedeutung. Es wird vom Körper selbst gebildet, manchmal aber nicht in ausreichender Menge. Das ist vor allem dann der Fall, wenn du viel Sport treibst, oder auch während einer Schwangerschaft.

Arginin spielt auch bei der Durchblutung eine Rolle, denn es ist wichtig für die Bildung von Stickstoffmonoxid, das die Blutgefäße erweitert. Ein Mangel kann deshalb zu Schwäche und Durchblutungsstörungen, Bluthochdruck, aber auch Erektionsstörungen führen. Damit ist auch klar, weshalb es im Kraft- und Leistungssport so beliebt ist: Eine Verbesserung der Durchblutung fördert die Nährstoff- und Sauerstoffversorgung der Muskulatur und ihre Leistungsfähigkeit. Die Folge: Eine bessere Performance und ein entsprechend effektiver Muskelaufbau. Hinzu kommt eine Stärkung des Immunsystems und eine verbesserte Regeneration – für Sportler zwei wichtige Aspekte.

Neben einer solchen Verwendung als Pre-Work-out-Booster wird Arginin aber auch zur Verbesserung der Schlafqualität verwendet. Der Hintergrund: Durch die Einnahme am Abend lässt sich die Produktion von Wachstumshormonen im Schlaf steigern.

Und wo steckt es drin? Arginin kommt in einigen Lebensmitteln vor, besonders hoch ist der Anteil in Nüssen und Kernen, aber die Aminosäure steckt auch in Eiern, Hühnchen und Fisch.

Quercetin – der Beschützer

Seinen Namen verdankt Quercetin der Färber-Eiche, Quercus velutina, einem in Nordamerika heimischen Baum, in dessen Rinde der Wirkstoff erstmals entdeckt wurde. Pflanzen schützen sich damit gegen schädliche Umwelteinflüsse wie UV-Strahlung, Fressfeinde, Viren, Pilze oder Bakterien. Aber Quercetin schützt nicht nur Pflanzen, sondern auch uns. Wenn die Körperabwehr überreagiert, also zum Beispiel bei Allergien oder Darmentzündungen, kann es uns unterstützen, indem es die häufigsten allergischen Beschwerden lindert. Zudem beugt wohl auch Herz-Kreislauf-Erkrankungen vor und hat Anti-Aging-Potenzial.

Besonders große Mengen des Antioxidans stecken in Kapern, Kräutern, grünem Gemüse wie Bohnen oder Brokkoli, in Zwiebeln, Äpfeln und Beeren sowie in diversen Teesorten.

Vitalpilze (Chaga, Reishi, Lion's Mane, Cordyceps) – die Superhelden aus dem Wald

In der Traditionellen Chinesischen Medizin (TCM) hat die Verwendung von Vitalpilzen, auch Heilpilze genannt, eine lange Geschichte, denn sie sind eine wahre Fundgrube für unser Immunsystem und den gesamten Stoffwechsel. Sie sind reich an wichtigen

Nährstoffen wie Mineralstoffen, Spurenelementen, Aminosäuren, Vitaminen und Enzymen. Auf die Pizza kannst du sie zwar nicht legen, aber die Pilze haben so viel Potenzial, dass wohl sogar Obelix' Hausdruide Miraculix sie in seinen nächsten Zaubertrank mischen würde.

WISSENS-FACT
Pilze – eine Fundgrube für die Medizin

Interessanterweise stammen 40 Prozent aller pharmazeutischen Wirkstoffe aus Pilzen, was ihr enormes Potenzial unterstreicht. Studien haben gezeigt, dass Vitalpilze bei der Prävention und Behandlung chronischer Erkrankungen helfen können.

Aus dem asiatischen Raum sind über 100 Vitalpilze bekannt, zu den bekanntesten gehören Reishi, Chaga und Cordyceps. Hier ein kleiner Überblick:

- Cordyceps – der Powerpilz: Wenn du dich müde und erschöpft fühlst, kann Cordyceps dir den nötigen Energieschub verleihen, um deine täglichen Herausforderungen zu bewältigen.
- Lion's Mane (Igelstachelbart) – der Mentalpilz: Unterstützt deine geistige Leistungsfähigkeit, indem deine kognitiven Funktionen einen Boost erhalten. Stressige Gedanken werden weniger drängend, und du kannst dich besser auf deine Aufgaben konzentrieren.

- Reishi (Glänzender Lackporling) – der Calm-down-Pilz: Reishi, auch bekannt als »Königin der Pilze« und »Pilz der Unsterblichkeit«, kann dir helfen, nach einem stressigen Tag zu entspannen und zur Ruhe zu kommen. Zudem fördert dieser Vitalpilz dein Immunsystem.
- Chaga – der Immunsystemboosterpilz: Chaga steckt voller Antioxidantien und ist ein echter Vital-Allrounder. Er stärkt dein Immunsystem, wirkt entzündungshemmend und schützt deinen Körper effektiv vor den Belastungen des Alltags.

Noch ein Tipp von mir: In meinem Much a Matcha von Onegevity stecken neben dem Grünteepulver auch Bio-Ashwagandha (bei Stress), Bio-Lion's-Mane (fördert Fokus und Konzentration) und Bio-Cordyceps (gibt Energie).

Supplement-No-Gos

Manche Nahrungsergänzungsmittel vertragen sich im Körper nicht so gut miteinander. Beispielsweise weil sie in Konkurrenz zueinander stehen, was den Transport angeht, oder weil sie sich gegenseitig in der Aufnahme behindern. Achte insbesondere auf die folgenden zwei No-Go-Kombis:

Eisen und Calcium: Diese leben ein wenig in Konkurrenz, wenn es um den Transportweg geht, daher ist es für den Körper schwierig, gleichzeitig beide Substanzen in ausreichender Menge aufzunehmen.

Vitamin D und Magnesium: Vitamin D kann die Aufnahme von Magnesium beeinträchtigen. Daher am besten Vitamin D morgens einnehmen, Magnesium abends. Da Vitamin D fettlöslich ist, sollte es bevorzugt mit einer fettreichen Mahlzeit eingenommen werden, damit es vom Körper optimal aufgenommen wird. Tipp: Vitamin D direkt in Kombi mit Fischöl als Kapsel oder Öl kaufen.

SUPPLEMENT-HACKS

 # 68 Vitamin-D-Check Wenn der Vitamin-D-Spiegel im Blut bei dir einen Wert unter der Normgrenze zeigt, unbedingt auch im Sommer einnehmen!

 # 69 Collagen One – die perfekte Supplement-Grundlage Ich empfehle die tägliche Einnahme des Collagen One von Onegevity. Mein perfektes Supplement-Langlebigkeitsstarterpack – darin steckt alles, was du brauchst!

 # 70 Kollagen und Vitamin C Nimm dein Kollagen immer in Kombination mit Vitamin C (bei meinem Collagen One von Onegevity ist beides praktischerweise schon enthalten).

Move it, Baby! – Bewegung

»Sport ist für mich:
den Kopf ausschalten,
sich bewegen,
Erfolge feiern und
stärker werden.«

SPORT – SUPERPUSH FÜR DEINE GESUNDHEIT

Sport und Bewegung sind extrem wichtig für unsere Gesundheit und Lebensqualität und so ganz nebenbei natürlich eine super Gelegenheit, um deine neuen Sportoutfits auszuführen. Aber warum ist Sport eigentlich so gut, wie viel sollte man machen, welcher ist der richtige und welcher reduziert den Stresslevel?

Du merkst schon, Fragen über Fragen. Dann nehme ich die sportliche Herausforderung mal an und versuche, ein wenig Licht ins Dunkel zu bringen.

Die Basics: Sport verbessert deine Ausdauer, stärkt deine Körpermuskulatur und dein Immunsystem, pusht deinen Stoffwechsel und senkt nachweislich auch deinen Stresslevel. Noch nicht genug? Okay, er hilft auch dabei, deinen Körper zu definieren – vorausgesetzt du machst nicht zu viel beziehungsweise steigerst dein Trainingspensum langsam. Denn dein Körper muss sich erst an die neue Herausforderung gewöhnen und braucht auch Zeit zum Regenerieren. Also gönn ihm auch mal eine Pause, nachdem du ihn durch die Mangel gedreht hast.

ALINAS STORY: DIE ROLLE VON SPORT IN MEINEM LEBEN

Viele fragen mich, woher ich die Motivation für alles nehme. Da muss ich klar sagen: Sport spielt für mich dabei neben dem richtigen Mindset eine ziemlich große Rolle. Sport, das ist für mich: kurz den Kopf ausschalten, Bewegungen ausführen, Erfolge feiern und stärker werden – und auch ein Ventil, wenn ich superviel Stress habe. Das macht mich glücklich und gibt mir Kraft und Energie für meinen Alltag. Klar ist auch mal ein Zero-Motivationstraining dabei, aber das gehört dazu. Sport ist super individuell, und das, was für mich richtig ist, muss für dich noch lange nicht das perfekte Work-out sein. Meine aktuelle Sportroutine: zweimal Cardio, zwei- bis dreimal Krafttraining in Form von Pilates, Reformer oder Lagree sowie ein bis zwei *active rest days* mit Yoga und Spaziergängen pro Woche.

Kommen wir nun, nachdem wir die Basics geklärt haben, zu anderen wichtigen Fragen: Was ist beim Sport vor allem zu beachten? Gibt es No-Gos oder Fallstricke, in die man tappen kann? Und ganz wichtig: Welche Trainingsart ist denn nun die richtige für mich?

Die drei wichtigsten Sportsäulen

Laut der Weltgesundheitsorganisation (WHO) bewegen sich aktuell 25 Prozent der Erwachsenen und 80 Prozent der Jugendlichen zu wenig. Das sind alarmierende Zahlen. Für alle Motivations- und Bewegungsmuffel kommt hier die gute Nachricht. Bei Sport gilt nämlich: Wenig bringt viel. Schon 20 Minuten tägliche Bewegung haben positive Effekte: Sport senkt das Risiko für

Herz-Kreislauf-Erkrankungen, verbessert die Lungen- und Herzleistung und fördert die psychische Gesundheit. Damit das Sporteln auch für dich easy funktioniert und du in einen guten Flow kommst, solltest du drei Faktoren beachten. Erstens die individuellen Voraussetzungen, das heißt: Jeder Körper ist unterschiedlich, hat andere Bedürfnisse und Voraussetzungen. Das betrifft Körperform, Muskelaufbau und Regeneration. Zweitens auf die Ernährung, wobei die Bedeutung der Ernährung beim Sport nicht genug betont werden kann. Eine ausgewogene Ernährung und eine gute Zufuhr von Proteinen – idealerweise 1,4–2,0 Gramm pro Kilogramm Körpergewicht sind entscheidend. Und drittens ist entscheidend, eine Routine zu etablieren: Denn Dranbleiben ist der Schlüssel. Bewegung sollte – wie auch das Zähneputzen – ganz automatisch Teil eures Alltags sein. Zehn bis fünfzehn Minuten pro Tag reichen schon aus und sind ein toller Start für alle, die ihrer Sportreise gerade erst beginnen.

Sport No-Gos

Viele treiben sich täglich zu Höchstleistungen und vergessen dabei, auf sich selbst und den eigenen Körper zu hören. Aber es ist ganz wichtig, das eigene Gefühl nicht außer Acht zu lassen. Dieses Gefühl zu entwickeln ist auch ein Prozess. Wichtig dabei: Jeder ist anders und hat andere Voraussetzungen. Mir zum Beispiel fällt ein Bein-Work-out deutlich schwerer, als meine Bauchmuskulatur zu trainieren ;-). Vielleicht geht es dir ja ähnlich – das ist vollkommen in Ordnung.

Hier ein paar Dinge, von denen ein Zuviel eher kontraproduktiv ist:

- ein Übermaß an Stimulanzien wie Koffeinbooster und -drinks sowie Kaffee vor dem Training,
- zu geringe Kalorienzufuhr in Kombination mit sportlicher Betätigung,
- Shakes und Flüssignahrung statt vollwertiger Mahlzeiten,
- hochintensives Training (was natürlich auch mal in Ordnung ist, sofern es dir Spaß macht),
- wenige beziehungsweise gar keine Pausen,
- sich an den Trainingsplänen anderer orientieren, anstatt auf den eigenen Körper zu hören.

Treffen mehrere dieser Punkte zu, versetzt du deinen Körper damit unter permanenten Stress und damit in eine Art Fluchtmodus. Und das kann wiederum deinen Cortisolspiegel erhöhen, dich anfälliger für Infekte machen, das Darmmikrobiom wie auch Psyche und Haut möglicherweise negativ beeinflussen.

Welcher Sport ist der richtige für mich?

Und jetzt zur richtigen Sportart. Die einen schwören aufs Fitnessstudio, die anderen gehen lieber zum Spinning oder Pilates. Doch welches Training ist eigentlich das beste?

Dafür musst du dir erst mal darüber klar werden, was dein Ziel ist. Willst du mehr Ausdauer, Kraft, oder Beweglichkeit? Hier sind die wichtigsten Trainingsmethoden und ihre Auswirkungen auf deinen Körper.

Krafttraining

Krafttraining zielt darauf ab, die Muskelkraft und -masse zu erhöhen, indem man in der Regel mit Gewichten arbeitet. Hierfür kann man beispielsweise Hanteln, spezielle Geräte oder das eigene Körpergewicht nutzen. Die Übungen konzentrieren sich jeweils auf spezifische Muskelgruppen und werden einige Male wiederholt.

Diese Effekte erzielst du damit: Muskelaufbau und -stärkung, Verbesserung der Körperhaltung und des Stoffwechsels und Erhöhung des Grundumsatzes (Kalorienverbrauch im Ruhezustand), wodurch auch das Abnehmen unterstützt wird.

Cardio – Ausdauertraining

Moderates Ausdauer- beziehungsweise Cardiotraining verbessert die Herz-Kreislauf-Funktion. Als Ausdauertraining gelten Aktivitäten wie Laufen, Radfahren oder Schwimmen. Quasi all die Sportarten, bei denen sich dein Puls und deine Atmung beschleunigen und du ins Schwitzen kommst.

Zu den Wirkungen gehören eine Stärkung des Herz-Kreislauf-Systems, eine Verbesserung der Sauerstoffaufnahme und -verwertung, eine gesteigerte Fettverbrennung und ein reduziertes Risiko für Herz-Kreislauf-Erkrankungen.

HIIT-Work-out (auch eine Art des Ausdauertraining)

Lange Zeit ziemlich gehypt: hochintensives Intervalltraining – kurz HIIT *(high intensity interval training)* –, das so manch einen an seine körperlichen Grenzen und angeblich die Fettpölsterchen schnell zum Schmelzen bringt.

Bei dieser Trainingsmethode wechselt sich immer ein hochintensiver Aktiv-Slot mit moderaten Phasen beziehungsweise aktiven Pausen ab. Du trainierst also in kurzen Intervallen – dabei gibt es keine starren Regeln, wie lange diese sein sollten. Zum Beispiel: 15–60 Sekunden Belastung, gefolgt von 10–30 Sekunden Pause (also etwa die Hälfte der aktiven Zeit) und das Ganze sechs Minuten lang. Je länger die Belastung und je kürzer die Pausen dazwischen, desto anstrengender wird es. Prinzipiell kannst du so ziemlich alles kombinieren, was dir einfällt, also von kurzen Sprints über Squats und Planks bis hin zu Übungen mit Gewichten.

Der Begriff *high intensity* bezieht sich übrigens auf die Herzfrequenz: Diese sollte in der Belastungsphase bei 85 bis 95 Prozent des Maximalwertes liegen. Während der Verschnaufpause sollte die Herzfrequenz dann auf 40 bis 50 Prozent deiner maximalen absinken. HIIT-Work-outs können zwischen vier und 45 Minuten dauern.

Im Vergleich zu einem Trainingsplan mit längeren Work-outs in moderater Intensität erzielt HIIT zwar schnellere Erfolge, erfordert aber auch mehr Regenerationsphasen. Wegen der hohen Belastung empfehlen Experten, nicht häufiger als zwei- bis maximal dreimal 15 bis 30 Minuten pro Woche nach dem HIIT-Prinzip zu trainieren, sonst kann es zu einem regelrechten HIIT-Burn-out kommen, dem typischen Übertraining.

Diese Effekte hat diese Trainingsmethode: Anregung des Stoffwechsels (die Übungen bringen deinen Körper an seine Grenzen, wo er überdurchschnittlich viel Sauerstoff verbraucht), Steigerung der Ausdauer und Aufbau von Muskelmasse, wenn man Kraftübungen absolviert. Wer also lieber kürzer trainiert und bereit ist, dabei Vollgas zu geben, ist hier richtig. Aber bitte nicht übertreiben ;-).

Und jetzt zum sogenannten Nachbrenneffekt. Was hat es eigentlich damit auf sich? Um nach einem HIIT wieder in den Normalzustand zu gelangen, muss dein Körper extra viel Energie aufwenden – das nennt man den Nachbrenneffekt. Auch Stunden nach dem anstrengenden Intervalltraining ist dein Energieumsatz noch erhöht – und dieser Zustand hält auch noch 24 bis 72 Stunden nach der Belastungsphase an, abhängig von der Intensität der Intervalle. Und das wiederum wirkt sich mittelfristig positiv auf den Körperfettanteil aus.

WISSENS-FACT
Ist HIIT bei der Fettverbrennung überlegen?

Eine Analyse von Wissenschaftlern der University of New South Wales aus dem Jahr 2017 ergab, dass sich moderate und intensive Work-outs in ihrem Effekt auf die Fettverbrennung nicht unterscheiden. Beide erzielten bei den Probanden gleiche Erfolge: Der Vorteil beim HIIT ist lediglich die Zeitersparnis von rund 40 Prozent.

Und dann gibt es da noch Pilates, Reformer und Yoga – und du weißt, das liebe ich! Pilates oder Power Yoga sind Ganzkörpertrainings und zielen darauf ab, die Muskulatur aufzubauen, die Balance zu fördern und die Beweglichkeit zu verbessern. Eine Steigerung des klassischen Mattenpilates sind der Reformer und das Lagree-Training auf dem Megaformer. Beide ähneln einer Art Schlitten mit einer beweglichen Plattform und Federzügen. Durch die Beweglichkeit des Schlittens wird dein Gleichgewichtssinn stark gefordert. Der Reformer ist dabei etwas graziler, die Übungen ähneln Ballett oder Barre-Training. Das Üben am Megaformer im Lagree kann man eher mit dem klassischen Krafttraining an den Geräten im Fitnessstudio vergleichen.

The Pilates Girls know

Klassisches Pilates, Reformer Pilates, Lagree oder Megaformer – es gibt viele Varianten. Pilates ist ein intensives, aber *»low impact«*-Krafttraining für den ganzen Körper. (*Low impact* steht für Aktivität mit geringer Belastung im unteren Pulsbereich). Der Fokus liegt auf Übungen für das sogenannte Powerhouse, die Körpermitte, denn das ist bei den Übungen immer aktiv. Mit Pilates trainierst du insbesondere deine Tiefenmuskulatur im Bereich von Bauch, Beckenboden und dem unteren Rücken und damit auch die Haltung. Aber egal für welche Variante du dich entscheidest, alle haben eines gemeinsam: Sie haben viele Vorteile und tun unserem Körper auf verschiedenen Ebenen gut. Da beim Pilates auch Atem- und Dehnübungen eine Rolle spielen, werden neben den Muskeln auch die Beweglichkeit, Koordination, Balance, Körperhaltung und die Konzentration trainiert. Es fördert aber auch die Entspannung und senkt den Cortisolspiegel. Und somit auch unser Stressniveau.

Pilates stimuliert übrigens auch den Blutfluss, bringt frischen Sauerstoff in den Körper und setzt Endorphine frei – all das gibt einen natürlichen Energieschub und kann sogar dein Immunsystem positiv beeinflussen. Die Intensität kann auch individuell angepasst werden, sodass es für jeden Fitnesslevel geeignet ist.

ALINAS STORY: WARUM ICH PILATES LIEBE

Die Übungen werden durch das eigene Körpergewicht bestimmt, dadurch wird das Körpergefühl gefördert. Des Weiteren sind sie für jeden geeignet, da sie gut abwandelbar und somit individualisierbar sind. *Last, but not least*: Pilates ist unglaublich sanft für Gelenke und Muskeln.

Kein Studio in der Nähe? Viele der Reformer-Übungen kannst du ganz einfach auf der Matte nachmachen. Schau mal auf meinem Instagram-Account vorbei, da habe ich eine Menge Inspirationen!

Wenn du auf dem Reformer oder Megaformer trainierst, kann das Gewicht anhand der Federn verändert werden – einerseits auf die Übung abgestimmt, andererseits auf Größe und Gewicht. Also keine Sorge, dass es *too much* sein könnte! Wichtig ist dranzubleiben. Regelmäßige Pilates-Übungen (zum Beispiel zwei- bis dreimal pro Woche) sind ideal. Zehn bis fünfzehn Minuten pro Tag reichen für den Beginn vollkommen aus.

Oooom – Yoga

Auch Yoga steht regelmäßig auf meiner To-do-Liste. Weil es mich entspannt und Stress – nicht zuletzt durch die gezielte Atmung und Mantren – abfallen lässt. Der Begriff bedeutet »Vereinigung« und »Integration« von Körper und Seele. Es gibt sehr viele verschiedene Yogaarten. Zu den bekanntesten gehören Hatha-Yoga, Kundalini- oder Jivamukti-Yoga. Aber egal für welche Art du dich entscheidest – sie alle umfassen sowohl geistige als auch körperliche Übungen, die sogenannten Asanas. Yoga ist aber weit mehr als eine Form der Tiefenentspannung. Du stemmst dabei keine

Gewichte und legst keine 20 Kilometer zurück. Trotzdem macht es verdammt fit – und noch dazu gesund, glücklich und entspannt! Yoga kann nämlich ganz schön anstrengend sein, da so gut wie alle Muskelpartien im Körper aktiviert und trainiert werden. Das passiert fast automatisch, weil klassisch aufgebaute Yogastunden einem bestimmten Übungsmuster folgen, bei dem nahezu der komplette Körper und Muskelapparat trainiert wird.

Yoga hat unzählige Effekte auf unsere Gesundheit: Zum einen wirken die Asanas, Meditationen und Pranayamas (Wechselatmung) gegen Stress. Während der Übungen wird der Parasympathikus angeregt, jener Teil des Gehirns, der für die Entspannung zuständig ist. Das heißt, er dämpft bestimmte Körperprozesse wie Atmung, Herzschlag und Muskelspannung und sorgt so dafür, dass wir uns lockern und erholen. Die Ausschüttung des Stresshormons Cortisol wird vermindert – so kannst du zur Ruhe kommen, und dein Körper kann sich regenerieren. Auch auf den Blutdruck hat Yoga günstige Auswirkungen. Es ist aber nicht nur mega bei akutem Stress, sondern auch präventiv: Viele Asanas wirken harmonisierend auf die Hormondrüsen und regulieren auf diese Weise deinen Hormonhaushalt.

Gleichzeitig erhöht Yoga auch die Konzentrationsfähigkeit. Der Grund dafür ist die Atmung, die dabei bekanntlich eine wichtige Rolle spielt: Durch das bewusste Atmen wird mehr Blut in den Kreislauf gepumpt und damit auch mehr Sauerstoff, der eben auch unsere Gehirnleistung erhöhen kann. Die Folge: Du fühlst dich klarer, fitter und hast insgesamt mehr Energie.

WISSENS-FACT
Yoga bringt Bewusstheit in Atmung und Haltung

Wer regelmäßig Yoga macht, ist mit der bewussten Atmung vertraut – und hat damit eines der wichtigsten Tools zum aktiven Entspannen in akuten Stresssituationen zur Hand. So bringt dich nichts mehr so leicht aus der Ruhe! Es steigert zudem die Selbstwahrnehmung: Wer Rücken- und Nackenbeschwerden hat und regelmäßig Yoga macht, korrigiert auch im Alltag häufiger eine ungesunde Körperhaltung – zum Beispiel beim Sitzen am Schreibtisch.

Und noch ein Vorteil: Beim Yoga schüttet das Gehirn mehr Gamma-Aminobuttersäure (GABA) aus – einen Botenstoff, der zur Entspannung beiträgt. So kann es sogar bei psychischen Erkrankungen wie Angststörungen helfen.

Wie viel Sport ist richtig?

Was die Menge angeht, ist es wichtig, dass Sport regelmäßig in den Alltag integriert wird. Experten empfehlen mindestens 150 Minuten pro Woche. Allerdings hängen diese Zahlen auch von deiner individuellen Fitness und den persönlichen Zielen ab. Ein flotter Shopping-Spaziergang, Abtanzen im Wohnzimmer zu deiner Lieblingsplaylist oder eine Runde Schwimmen sind auch schon super. Wichtig ist, dass du dich bewegst und Spaß dabei hast.

Denn dass Bewegung lebenswichtig ist, weißt du sicherlich. Denn nur so kann unser Körper lange Zeit funktionieren. Unsere

Knochen und Muskeln werden durch Bewegung mit den benötigten Nährstoffen versorgt und können sich nur dadurch von schädlichen Abbaustoffen befreien, wenn diese auch in regelmäßigen Abständen genutzt werden. Belastungsreize sind also wichtig für unsere Gesundheit.

Auch das Nervensystem profitiert: Körperliches Training erhöht nicht nur die Lauf-, sondern auch die Denkgeschwindigkeit. Das Gehirn bekommt mehr Sauerstoff, und ein Plus an Botenstoffen wie Serotonin, Dopamin und Noradrenalin steigert die Neuroplastizität – Nervenzellen entstehen und vernetzen sich neu. Eine Studie des Deutschen Zentrums für Neurodegenerative Erkrankung ergab, dass Inaktivität ein ernstzunehmender Risikofaktor für Alzheimer ist.

Zusätzlich darfst du nicht vergessen, dass jeder unterschiedliche Präferenzen hat, wenn es um Sport geht. Diese für sich herauszufinden ist ein wichtiger Schritt, um einen eigenen Rhythmus zu entwickeln. Während manche lieber morgens trainieren, um in Schwung zu kommen, schätzen andere ein Work-out am Abend, um abzuschalten und den Arbeitsstress zu vergessen. Probiere aus, was dir Spaß macht und schaffe dir dann feste Zeiten.

ALINAS STORY: TRAINING – EINE INDIVIDUELLE SACHE!

Früher dachte ich immer, ich MUSS viel Gewicht nehmen oder mich meinem Nachbarn im Fitnessstudio anpassen. Heute weiß ich, dass Training individuell ist und ich besser auf mich höre. Also hab Geduld mit dir selbst und finde deinen ganz persönlichen Rhythmus!

Wichtig ist, den Sport zu finden, der dir Spaß macht. Für mich sind das Pilates, Reformer und Spinning beziehungsweise Black Bike. Ich hätte niemals gedacht, dass Spinning für mich so einen großen Stellenwert einnimmt, weil ich früher eher ungern zur Schule geradelt bin. Jeden Tag drei Kilometer, und ich mochte es wirklich nicht. Mittlerweile ist Spinning für mich Work-out und Runterkommen zugleich. Ich komme dabei total zur Ruhe. Ich kombiniere High-Intensity-Work-outs mit Low-Impact-Work-outs, die supergut für unsere Gesundheit und generell unser Wohlbefinden sind. Das können Pilates, eine Yoga-Class, Übungen am Reformer oder Megaformer sein, aber auch Home-Work-outs. Probiere dich einfach mal aus und tu dich vielleicht sogar mit Freunden zusammen, die auch gern mit Sport starten würden. Dann testet gemeinsam verschiedene Sportarten und neue Herausforderungen. Damit fällt es dir viel leichter, sie als Routine zu integrieren.

Aber wie viel Sport ist nun gesund? Beim Sporttreiben sollte man einige Dinge beachten. Wenn du es mit deinen Sporteinheiten übertreibst, kann es schnell passieren, dass sich dein Körper nicht mehr ausreichend erholen kann. Besonders nach kraftintensiven Sporteinheiten ist es notwendig, dem Körper genügend Ruhe zu gönnen, damit dieser sich regenerieren und neue Energie tanken kann.

Es ist entscheidend, dass man sich nicht überanstrengt, um Verletzungen, Muskelkater oder Bänderdehnungen zu vermeiden. Nimm dir Zeit und höre auf deinen Körper, um zu verstehen, wie er sich bei jeder Übung fühlt und wie lange er braucht, um sich nach jedem Training zu erholen. Was die psychische Gesundheit angeht, kann übermäßiges Training zu Müdigkeit führen, den Schlafrhythmus und das Hungergefühl beeinträchtigen.

Anzeichen dafür, dass du zu viel Sport treibst:

- Du nimmst an Gewicht zu.
- Du wirst nicht mehr fitter, im Gegenteil: Du hast sogar das Gefühl, dass sich deine Leistung verschlechtert.
- Du bist oft schlecht gelaunt.
- Du schläfst nicht gut.
- Deine Herzfrequenz ist unregelmäßig.
- Deine Muskeln schmerzen dauerhaft.

Laut der National Eating Disorders Association (Nationale Vereinigung für Essstörungen) trainierst du möglicherweise auch zu viel, wenn du bereits Pläne abgesagt hast und dich nicht mehr mit Freunden triffst, weil du lieber dein Work-out machst. Du solltest dich auch nicht ängstlich oder schuldig fühlen, wenn du mal einen Tag nicht trainierst, denn dann könnte es sich um einen Zwang handeln.

Was ist eigentlich Muskelkater?

Generell kann jeder Mensch Muskelkater bekommen – egal ob trainiert oder untrainiert. Jede körperliche Aktivität, die den Körper zu stark, ungewöhnlich oder neu belastet, kann dazu führen. Dabei kommt es zu feinen Rissen in den Muskelfasern. Dadurch kann Wasser eindringen und löst eine Art Dehnungsschmerz aus. Das ist ein ganz normaler Prozess, der als Antwort des Körpers auf Belastung auftreten kann. Wie man Muskelkater vorbeugt? Hilfreich sind regelmäßiges Ausdauertraining, die Muskulatur vor dem Sport gut aufwärmen, und die Aktivität eher langsam steigern. Untrainierte Muskeln sollten nicht sofort übermäßig stark beansprucht werden.

10 000 Schritte täglich

10 000 Schritte pro Tag: Mehr braucht es nicht, um gesund und fit zu bleiben. Vermutlich ist dir dieser Fakt so oder so ähnlich schon mal über den Weg gelaufen. Aber ist das wirklich so?

Ja, denn Gehen ist tatsächlich gesund. Es bringt den Kreislauf in Schwung, kurbelt den Stoffwechsel, die Verdauung sowie das Immunsystem an und stärkt Gelenke und Muskeln. Kurz gesagt: Gehen beugt Krankheiten und Verletzungen vor. Man schüttet dabei Endorphine aus, reduziert Stress, das Risiko für Herz-Kreislauf-Erkrankungen, Osteoporose, Diabetes Typ 2, und der Blutdruck wird gesenkt und die Denkleistung angekurbelt.

Jeden Tag 1000 zusätzliche Schritte zu gehen kann einen positiven Einfluss auf deine Gesundheit haben. Hier ein paar Gründe:

- Sie können das Risiko von Herz-Kreislauf-Erkrankungen um bis zu 15 Prozent verringern.
- Sie können dazu beitragen, Typ-2-Diabetes (auch als »Alterszucker« bekannt) zu vermeiden. Sogar bei bereits bestehender Erkrankung kann eine deutliche Besserung erzielt werden.
- Sie lassen dich leichter an Gewicht verlieren.
- Sie bringen den Kreislauf in Schwung, kurbeln den Stoffwechsel an, stärken Gelenke und Muskeln und verbessern das Immunsystem.

 # 71 Mach es einfach für dich! Die Fahrt zum Studio ist so lang! Heute muss ich noch so viele andere Sachen machen! Wie lautet deine Lieblingsausrede, um dich vorm Sport zu drücken? Wenn es darum geht, Gründe zu finden, warum es gerade heute damit nichts wird, sind wir oft erstaunlich kreativ. Wenn du immer wieder (mehr oder weniger gute) Ausreden findest, um alles, aber keinen Sport zu machen, kommt hier mein erster Hack für mehr Bewegung: Mach es dir so einfach wie möglich. Such dir zum Beispiel ein Gym um die Ecke oder auf dem Weg zur Schule, Uni oder Arbeit. Pack deine Sachen immer schon am Abend vorher. Nimm dein Sportzeug mit, denn dann wirst du wahrscheinlich auch hingehen. Also alles so einfach wie möglich – dann fallen die Ausreden auch schwerer.

 # 72 Mach etwas, das dir Spaß macht Joggen gibt dir einfach nichts? Das Fitnessstudio findest du total öde? Nicht jeder findet jede Sportart toll. Wenn dir etwas keinen Spaß macht, helfen in der Regel auch gute Vorsätze wenig – weil du sie einfach nicht umsetzen wirst. Also such dir besser eine Sportart aus, auf die du wirklich Lust hast!

 # 73 Mehr Bewegung bitte Nutze die Treppe statt des Fahrstuhls, gehe zu Fuß zur Arbeit oder fahre mit dem Rad. Stehe während des Telefonierens auf und bewege dich. Mache Spaziergänge in der Mittagspause. Verabrede dich zum Sport statt zum Kaffee. Räume deine Wohnung mit Musik auf und tanze dabei. Arbeite so oft wie möglich im Stehen (meine neueste Errungenschaft: Ich hab mir ein Laufband gekauft und ein Stehpult – jetzt kann ich gleichzeitig arbeiten und Schritte gehen).

 # 74 Linis Homeoffice-Hack – Walking Pad Mein neuestes Lieblingsgerät ist mein Walking Pad. Das ist ein kleines, klappbares Laufband für zu Hause, das auch unter dem Sofa verstaut werden kann. Es läuft in zügigem Gehtempo. In Kombination mit einem Stehpult kann man so im Homeoffice wunderbar Calls machen, Mails checken oder am Computer arbeiten.

 # 75 Mach die Einheiten kürzer! Was zunächst paradox klingt – du willst ja mehr Sport machen –, ergibt für notorische Sportmuffel durchaus einen Sinn. Wenn du dir zu viel vornimmst, besteht die Gefahr, dass du dich drückst. Ganz nach dem Motto: Soll ich wirklich heute noch zehn Kilometer joggen? Oder: Eineinhalb Stunden Work-out im Studio? Puh, dazu bin ich heute zu k. o. Der Trick besteht nun darin, sich kleine und damit realistische Ziele zu setzen, von denen du weißt, dass sie auf jeden Fall für dich machbar sind. Das kann einfach eine kurze Runde im Park sein oder eine bestimmte Muskelgruppe, die du trainierst. Ein paar Liegestütze oder Kniebeugen zwischendurch gehen immer. Die Lust auf mehr kommt dann oft ganz von allein.

 # 76 Auch der Darm mags sportlich Was viele nicht wissen: Sport wirkt sich günstig auf die Verdauung aus, denn er regt unseren Darm und unser enterisches Nervensystem (das ist das dort angesiedelte Nervensystem) an und sorgt dafür, dass wir einen guten Stuhlgang haben. Viele leiden ja oft durch Stress an Verstopfung. Sport hat zudem auf unsere Psyche positive Auswirkungen, weil Glückshormone ausgeschüttet werden und auch der Blutzucker wieder konstanter wird. Zwar kommt es durch die Ausschüttung von Stresshormonen erst mal zu einem Anstieg des Blutzuckerspiegels, aber auf Dauer wirkt sich die Bewegung positiv auf die Blutzuckerkurve und damit auch auf unsere Gesundheit, auf unseren Stresslevel und eben auch auf Psyche, Immunsystem und so weiter aus.

77 Sport am Morgen Hier ein wichtiger und schneller Hack, wenn du eher der Sportmuffel bist, was Work-outs und Co. angeht. Plane deine Sporteinheiten direkt morgens ein. Das heißt: Leg dir dein Sportoutfit am besten schon neben das Bett. Wenn der Wecker klingelt, dann nichts wie rein in die Klamotten und eine kurze, knackige Einheit, das muss gar nicht viel sein. Das Gefühl hinterher ist großartig, und du kannst gleich einen Haken auf deiner Agenda setzen. Du wirst sehen, nur ein paar Wochen, und schon wird das Ganze zur Routine.

78 Keine Nachteulen bitte! Sport besser nicht zu spät abends, um den Schlaf nicht zu beeinflussen (Adrenalin- und Cortisolausschüttung).

79 Restart für den Körper Frühsport? Ja, bitte! Morgendlicher Sport im Sommer bedeutet, dass man sich eher als üblich dem Sonnenlicht aussetzt. Der Sport führt dann zu einer Zäsur, und sämtliche Uhren werden wieder synchronisiert – ähnlich wie ein Neustart beim Computer.

 # 80 Abs are made in the kitchen Außerdem stimmt der Spruch *»Abs are made in the kitchen«* (»Bauchmuskeln entstehen in der Küche«). Damit ist gemeint, dass Bauchmuskeln vor allem mit der Ernährung zu tun haben. Denn je nachdem, was man isst, kann man sichtbare Bauchmuskeln fördern – oder dafür sorgen, dass sie unter einer kleinen Fettschicht verborgen bleiben. Wer sich hauptsächlich von Cola, Burger, Pizza, Eis und Co. ernährt, wird in 99 Prozent der Fälle wohl kein Sixpack bekommen! Kohlenhydrate, Eiweiß, gesunde Fette – all das ist wichtig für sichtbare Abs und nicht nur dafür, sondern auch für die Gesundheit, das allgemeine Wohlbefinden und langfristige Erfolge. Es ist nicht nötig, auf Kohlenhydrate zu verzichten – im Gegenteil, sie helfen dabei, den Körper aufzutanken, vor allem vor und nach dem Work-out. Das Einzige, worauf du achten solltest, ist die richtige Art der Kohlenhydrate (Vollkornprodukte). Für sichtbare Abs sind viele Muskeln und wenig Bauchfett günstig. Und jetzt kommt die schlechte Nachricht: Niemand kann Fett an nur einer Stelle verlieren. Wer also nur die Bauchmuskeln trainiert, wird keinen Erfolg haben. Fettverlust findet immer im kompletten Körper statt. Um diese Fettverbrennung anzuregen, sollte man die großen Muskelgruppen trainieren. Wer zum Beispiel seine Beine und den Po trimmt, regt den Stoffwechsel an und kann somit von Fettverlust profitieren. Wieso? Muskeln verbrennen Fett. Je mehr Muskeln man aufbaut, desto mehr Fett verliert man. So einfach ist das!

Betthupferl –
Schlaf

SNOOZE CONTROL ON …

Das kennst du vermutlich auch: Obwohl du total müde bist, kannst du einfach nicht einschlafen oder wälzt dich ewig im Bett herum – weil vielleicht deine Füße eiskalt sind oder das Gedankenkarussell in deinem Kopf einfach nicht aufhören will, seine Runden zu drehen. Aber damit bist du nicht allein. Laut einer Studie mit 36 000 Befragten aus 17 Ländern leidet die ganze Welt unter chronischen Schlafproblemen. Mehr als ein Drittel gab an, weniger als dreimal pro Woche gut zu schlafen.

Gründe dafür gibt's genug! Ganz vorne mit dabei im Land der Schlafräuber waren zum Beispiel Ängste (42 Prozent) oder Stress (27 Prozent). Und noch ein interessanter Fact: Nicht überall auf dieser Welt schläft es sich gleich. Spitzenreiter bei der Zahl der Nächte mit schlechtem Schlaf ist übrigens Japan: Mehr als ein Fünftel der Befragten berichtete von nur ein oder zwei guten Nächten pro Woche. Am besten schlafen dagegen die Inder. 27 Prozent von ihnen gaben an, jede Nacht tief und fest zu schlummern.

Aber wieso wird man eigentlich müde? Weshalb braucht man Schlaf? Und wie schläft man gut? Viele Faktoren bestimmen über unseren Schlaf. So spielen zum Beispiel Gewohnheiten, Stress aber auch Veranlagungen eine wesentliche Rolle dabei, wie schnell du einschläfst oder wie lange und wie gut du schlafen kannst. Ausreichender und vor allem qualitativ hochwertiger Schlaf ist extrem wichtig für unseren Körper, weil er sich in dieser Zeit regeneriert. Schläft man zu wenig, ist man beispielsweise anfälliger für Erkältungskrankheiten. So hat eine Studie der University of California in San Francisco gezeigt, dass man viermal so anfällig für gewöhnliche Erkältungsviren ist, wenn man eine Woche lang im Schnitt weniger als sechs Stunden Schlaf hatte.

Schlafmangel hat aber auch noch jede Menge andere schlechte Auswirkungen. Diese reichen von einem geschwächten Immunsystem über Depressionen und Herzkrankheiten bis hin zu Übergewicht.

Schlaf spielt zudem eine extrem wichtige Rolle für unsere kognitiven Funktionen. Das sind die Fähigkeiten, die das Gehirn nutzt, um Wissen und Signale aus der Umwelt zu verarbeiten, zu verstehen, sich daran zu erinnern und so zu lernen. Darunter fallen zum Beispiel unsere Wahrnehmung, Lernprozesse, Kreativität, unser Gedächtnis, aber auch, wenn wir etwas planen oder eine Entscheidung fällen müssen. Doch schon ein paar Stunden zu wenig Schlaf können auf Dauer schädliche Effekte auf diese Funktionen haben.

Wie dieser Prozess funktioniert? Damit du dir davon ein besseres Bild machen kannst, kommen hier ein paar Beispiele, was während des Schlafs im Gehirn passiert:

- Immer schön nachdenken: Während des Schlafs verarbeitet es Informationen, die es tagsüber gesammelt hat, festigt Erinnerungen und speichert Gelerntes.

- Lösungsorientiert: Schlaf ermöglicht es dem Gehirn, komplexe Probleme zu verarbeiten oder kreative Lösungen zu finden. Man kann sich das so vorstellen, also ob das Gehirn im Schlaf »aufräumt« und Ideen sortiert.
- Stimmungsschwankungen sind passé: Schlafmangel kann zu Reizbarkeit, Angstzuständen und Stimmungsschwankungen führen. Ausreichender Schlaf hilft, psychisch stabil zu bleiben.
- Großputz im Gehirn: Während des Schlafs werden schädliche Abfallprodukte aus dem Gehirn entsorgt. Dies ist wichtig für seine allgemeine Gesundheit.
- Aufgepasst und volle Konzentration: Ausreichender Schlaf verbessert die Konzentration und Aufmerksamkeit. Wenn wir müde sind, fällt es uns viel schwerer, uns auf Aufgaben zu konzentrieren und Informationen zu verarbeiten.
- Trainingseinheit: Schlaf beeinflusst die sogenannte neuronale Plastizität, also die Fähigkeit des Gehirns, sich anzupassen und neue Informationen verarbeiten zu können. Durch das Training während der Nacht verändern sich die Verbindungen zwischen Nervenzellen im Gehirn, indem sie stärker oder schwächer werden.

Du siehst, Schlaf ist extrem wichtig. Und verändert sich in seiner Tiefe und Art mehrmals die Nacht. Er besteht nämlich aus vier Schlafphasen – diesen Zyklus, der sich aus Non-REM- und REM-Schlaf (Rapid Eye Movement) zusammensetzt, durchläufst du einige Male pro Nacht.

Die vier Schlafphasen

Ein kompletter Schlafzyklus dauert durchschnittlich 90 bis 110 Minuten. In der ersten Nachthälfte überwiegt der Non-REM-Schlaf, in der zweiten der REM-Schlaf. Um besser zu verstehen, was in den einzelnen Phasen im Körper und Gehirn genau passiert und wofür diese jeweils gut sind, gebe ich dir einen kurzen Überblick über die unterschiedlichen Schlafphasen.

1. Non-REM (Phase 1–3)

- Einschlafphase (Phase 1): In dieser Phase entspannt sich dein Körper, während du langsam in den Schlaf abtauchst. Dein Gehirn fährt dabei in eine Art Ruhemodus, und die Aktivität der Muskeln wird verlangsamt. In dieser Phase ist der Schlaf noch sehr leicht und oberflächlich, daher kann es passieren, dass du durch kleinste Störfaktoren wie zum Beispiel Geräusche oder Licht wieder geweckt wirst.
- Leichtschlafphase (Phase 2): Unmittelbar nach der Einschlafphase gleitest du hinüber in die Leichtschlafphase. Dein Puls und deine Atmung verlangsamen sich weiter, und deine Körpertemperatur sinkt leicht ab. Diese Phase dauert pro Schlafyzklus etwa 30 bis 60 Minuten und nimmt die Hälfte oder sogar mehr als die Hälfte deines Gesamtschlafs ein.
- Tiefschlafphase (Phase 3): In dieser Phase schläfst du am tiefsten, und dein Körper regeneriert sich. Die Tiefschlafphasen sind wichtig für deine körperliche Erholung und dein Immunsystem.

2. REM-Schlaf (Phase 4)

- Der REM-Schlaf ist bekannt für schnelle Augenbewegungen (daher der Name »Rapid Eye Movement«). In dieser Phase träumen wir intensiv – meist sind das auch die Träume, an die wir uns nach dem Aufwachen erinnern.

Doch zurück zum Schlaf. Wie funktioniert das Ganze eigentlich? Warum genau wird man müde? Und wann und warum wieder wach? Der Müdemacher ist unter anderem das Melatonin, das in der Zirbeldrüse gebildet wird. Es ist also unser ganz persönliches Schlafhormon, das den Tag-Nacht-Rhythmus des Körpers steuert und schlaffördernd wirkt. Der Steuerknüppel ist der sogenannte zirkadiane Rhythmus. Dieser biologische Rhythmus wiederholt sich alle 24 Stunden und ermöglicht es dem Organismus, sich relativ unabhängig von äußeren Zeiteinflüssen zu orientieren. Er beeinflusst auch wichtige Körperfunktionen wie den Blutdruck oder die Hormonsekretion.

Die Synchronisation dieser inneren Uhr erfolgt durch spezielle Fotorezeptoren in der äußeren Schicht der Netzhaut des Auges. Beeinflusst wird die Melatoninproduktion durch Helligkeit und Dunkelheit. Je näher die Nachtruhe rückt, desto stärker steigt die Produktion des Schlafhormons an, während Tageslicht eher hemmend darauf wirkt. Morgens ist daher Sonnenlicht wichtig für deinen zirkadianen Rhythmus. Setzt du dich ihm morgens aus, signalisiert du deinem Körper, dass es Zeit ist, wach zu sein.

Das Licht der Sonne hat übrigens noch weitere positiver Effekte, beispielsweise auf unsere Stimmung, unser Immunsystem und unsere Vitamin-D-Produktion.

Was tun bei einem gestörten zirkadianen Rhythmus?
Ein gestörter zirkadianer Rhythmus, wie er beispielsweise durch Zeitzonenwechsel (Jetlag) verursacht wird, kann zu erheblichen Schlafproblemen führen. In so einem Fall ist es wichtig, unsere innere Uhr wieder zu resynchronisieren, damit der Schlaf wieder gleichmäßig und erholsam wird. Das funktioniert zum Beispiel, indem du Melatonin einnimmst., denn hiermit kannst du die Phase des zirkadianen Rhythmus gezielt verschieben.

Melatonin – das Schlafhormon

Weiter oben haben wir Melatonin als körpereigenes Hormon kennengelernt. Doch du kannst es auch als Geheimtipp bei Jetlag oder gegen schlechten Schlaf einnehmen. Zum Thema Melatonin bei Schlafstörungen wird seit Längerem in der Medizin intensiv geforscht. Mittlerweile sind zahlreiche Produkte mit dem Wirkstoff rezeptfrei im Handel erhältlich. Da gibt es Gummibärchen, Kapseln, Sprays, Pulver und noch vieles mehr. Doch was ist Melatonin genau, und kann es als Supplement wirklich beim Einschlafen helfen?

Bei Melatonin handelt es sich um ein körpereigenes Hormon, das aus der Aminosäure L-Tryptophan über die Zwischenstufe 5-HTP hauptsächlich in der Zirbeldrüse des Zwischenhirns und zu geringen Teilen auch in der Netzhaut des Auges und im Darm produziert wird. Melatonin kommt aber auch in der Natur vor, zum Beispiel in Pflanzen und Pilzen wie Getreide, Pfifferlingen, Cranberrys und so weiter.

Es spielt eine Rolle bei vielen Körpervorgängen: Schlaf, Stimmungslage, Geschlechtsreifung, Immunabwehr und Altern. Die definitiv wichtigste Aufgabe von Melatonin im menschlichen Körper ist aber die Steuerung des Tag-Nacht-Rhythmus. Im Tagesverlauf ist die Bildung von Melatonin von der Menge des Lichts, das auf die Netzhaut fällt, abhängig. Das heißt: Je mehr Licht ins Auge fällt, desto geringer ist die Melatoninbildung im Gehirn, bei Dunkelheit erhöht sich die Melatoninproduktion dagegen.

Befindet sich viel Melatonin in deinem Organismus, wirst du müde. Dein Körper signalisiert dir auf diese Weise, dass es Zeit zum Schlafen ist. Es ist also naheliegend, bei Schlaf- und Einschlafstörungen diesen natürlichen Stoff einzunehmen, um dem Körper zu helfen, besser ein- und durchzuschlafen.

Wenn du über längere Zeit schlecht schläfst, ist das alles andere als eine Lappalie. Denn wer schlecht schläft, ist tagsüber weniger leistungsfähig, oft schlechter gelaunt, und auch das Immunsystem kann in Mitleidenschaft gezogen werden. Wenn alle Maßnahmen zur Schlafhygiene und Tipps für besseren Schlaf nicht wirken, kann die Einnahme von schlaffördernden Mitteln eine Möglichkeit sein, wieder in einen stabilen und gesunden Schlafrhythmus zu kommen. Im Vergleich zu anderen Stoffen hat Melatonin als Schlafhilfe den großen Vorteil, dass er keine Abhängigkeit erzeugt und auch die Schlafqualität nicht beeinträchtigt wird.

ALINAS TIPP: IN EINER MINUTE EINSCHLAFEN – DIE 4-7-8-EINSCHLAFMETHODE

Du hast schon alles versucht: Melatonin, Schäfchen zählen, heiße Milch am Abend oder einen langweiligen Podcast – und kannst trotzdem nicht einschlafen? Dann probier mal die 4-7-8-Einschlafmethode, die vom amerikanischen Arzt und Yogalehrer Dr. Andrew Weil entwickelt wurde. Eine einfache, aber ziemlich wirkungsvolle Technik, um schneller einzuschlafen und Stress abzubauen. Dahinter steckt die Idee, dass bewusstes Atmen und Entspannungstechniken den Körper beruhigen, die Muskeln entspannen und den Geist zur Ruhe bringen können.

Und so funktioniert's:

- Leg dich bequem hin – am besten auf den Rücken – und atme vollständig durch den Mund aus. Dann durch die Nase einatmen und dabei langsam bis vier zählen.
- Halte den Atem an und zähle bis sieben.
- Atme durch den Mund aus und zähle dabei bis acht.

Den ganzen Zyklus drei- bis viermal wiederholen, und schon bist du im Schlummerland. Der Trick dahinter: Durch das Zählen verlangsamst du deinen Atem, stoppst dein Gedankenkarussell und entspannst. Durch das bewusste Atmen und die Konzentration aufs Zählen wird der Fokus weg von stressigen Gedanken und stattdessen auf den Atemvorgang gelenkt.

Wichtig ist, die Technik langsam und kontrolliert durchzuführen, um bestmögliche Ergebnisse zu erzielen. Und du musst ein bisschen Geduld haben. Denn es kann einige Zeit dauern, bis man sich an die 4-7-8-Einschlafmethode gewöhnt hat und sie effektiv anwenden kann. Andrew Weil rät, die Atemübung zweimal täglich über zwei Monate zu praktizieren. Mit der Zeit wird sie immer effektiver und kann dir sogar helfen, mit Angst und Stress in deinem Leben umzugehen.

Viele meiner Freunde, die die 4-7-8-Einschlafmethode ausprobiert haben, sind inzwischen totale Fans. Denn sie finden es einfacher einzuschlafen, schlafen tiefer und wachen erholter auf. Allerdings ist diese Methode nicht für jeden gleich wirksam.

Wer auf Melatonin als Einschlafbooster setzt, findet es in zahlreichen Darreichungsformen, es ist gar nicht so leicht, hier den Überblick zu behalten.

Bis vor einigen Jahren war Melatonin nur als verschreibungspflichtiges Medikament erhältlich. Durch die Freigabe in bestimmten Dosierungen hat sich das Spektrum der Melatoninprodukte deutlich verbreitert, wie erwähnt ist der Wirkstoff heute in vielen Darreichungsformen erhältlich. Egal für welche Art du dich entscheidest, zwei wichtige Punkte solltest du berücksichtigen: Erstens solltest du nur Produkte von Herstellern kaufen, denen du in Sachen Inhaltsstoffe absolut vertrauen kannst. Zweitens solltest du darauf achten, dein Melatonin richtig zu dosieren. Auch hier sind die Angaben eines zuverlässigen Herstellers für dich die Grundlage einer erfolgreichen Anwendung.

WISSENS-FACT
Ein paar wertvolle Melatonininfos

Tagsüber ist der Melatoninspiegel etwa drei- bis zwölfmal niedriger als nachts. Die Ausschüttung von Melatonin leitet die Regenerationsphase und das Einschlafen ein und ist verantwortlich für die Tiefschlafphase. Mit fortschreitendem Alter sinkt die körpereigene Melatoninproduktion. Die gleichzeitige Einnahme von Magnesium (der Mineralstoff unterstützt das Nervensystem und die Muskelfunktion) und Melatonin kann dich nicht nur schneller einschlafen lassen, sondern erhöht auch deine Schlafqualität.

Noch ein letzter Tipp: Immer schön dunkel schlafen. Japanische Forscher haben bei einer Studie mit 800 Menschen herausgefunden, dass diejenigen häufiger depressive Symptome entwickelten, in deren Schlafzimmern es nachts fünf Lux oder heller war. (Zum Lesen eines Buchs sind zehn bis 15 Lux notwendig.) Auch ein Zusammenhang mit erhöhtem Körpergewicht und Diabetes ist beschrieben.

Cool down, Baby: Die ideale Temperatur

Hättest du es gedacht? Auch die Temperatur im Schlafzimmer beeinflusst deinen Schlaf: Denn während des Schlafs durchläuft dein Körper natürliche Temperaturschwankungen. Eine zu hohe Raumtemperatur kann seinen normalen Temperaturzyklus stören und zu Schlafunterbrechungen führen. Denn ist dir nachts zu warm, kann das dazu führen, dass dein Körper überhitzt. Dann wachst du immer wieder auf, schwitzt oder schläfst unruhig.

Studien haben gezeigt, dass Menschen in kühleren Umgebungen tendenziell besser schlafen als in wärmeren. Das liegt daran, dass eine kühlere Raumtemperatur diese Regulation unterstützt, indem sie es dem Körper ermöglicht, die Temperatur auf einem angemessenen Niveau zu halten. Im Allgemeinen wird eine Temperatur zwischen 17 und 19 Grad als ideal angesehen.

Eine passende Raumtemperatur ist auch wichtig für die Produktion von Melatonin, dem Hormon, das für den Schlaf-wach-Rhythmus verantwortlich ist. Kühlere Temperaturen können dazu beitragen, die Melatoninproduktion zu fördern, und das führt wiederum dazu, dass du schneller einschläfst und obendrein noch tiefer schlummerst.

ABER: Die optimale Schlafumgebung ist sehr individuell. Einige Menschen bevorzugen kühlere Temperaturen, während andere lieber in wärmeren Umgebungen schlafen. Experimentiere am besten mit verschiedenen Raumtemperaturen, um herauszufinden, was für dich am besten funktioniert.

Wie viel Schlaf ist denn nun richtig?

Je nach Alter variiert das Schlafbedürfnis. Während Babys noch zwischen zwölf und 17 Stunden schlafen, brauchen Erwachsene in der Regel nur noch sieben bis neun Stunden pro Nacht. Die optimale Schlafdauer ist abhängig von individuellen Faktoren, wie Alter, Geschlecht, körperlicher Aktivität und Gesundheitszustand. Achte am besten einfach darauf, wie du dich am nächsten Tag fühlst, und mach dir eventuell auch Notizen. So kannst du schnell herausfinden, was für dich persönlich die optimale Schlafdauer ist.

In unserer heutigen schnelllebigen Welt ist zu wenig Schlaf ein großes Problem. Wir wollen immer schneller, höher, weiter und geben unserem Körper oftmals zu wenig Ruhe. Verschiedene Schlafstudien haben dieses Phänomen untersucht. Schläft man zu wenig oder nicht gut genug, so die Experten, produziert das Gehirn im Laufe des Tages Giftstoffe, die mit einem Rückgang der neurokognitiven Fähigkeiten in Verbindung gebracht werden. Hierdurch erhöht sich das Risiko von Alzheimer und Demenz. Assoziiert wurde der Schlafmangel auch mit einer Wirkung wie Alkohol im Blut.

WISSENS-FACT
Blutdruck und Schlafdauer

Auch auf den Blutdruck hat die Schlafdauer großen Einfluss. Langschläfer haben häufiger Bluthochdruck als Menschen, die kurz schlafen, so das Ergebnis eines internationalen Forscherteams der McMaster University im kanadischen Ontario.

Permanenter Schlafmangel macht also krank – geistig und körperlich. Dazu zählen zum Beispiel auch ein erhöhtes Risiko für Herz-Kreislauf-Erkrankungen, Diabetes, Depression oder hormonelle Beschwerden bei Frauen.

Ein Wort noch zu Tageslichtlampen: Lange Zeit wurden sie richtig gehypt – Lampen, die Tageslicht ausstrahlen. Doch bringen sie wirklich etwas? Tatsächlich haben sie eine positive Wirkung auf unser Wohlbefinden und unsere Gesundheit, Sie können den Schlaf regulieren, aber auch deine Laune heben und depressive Stimmungen verbessern. Woran das liegt? Durch das Licht wird die Produktion des Wachhormons Serotonin angeregt, das wiederum wie ein körpereigenes Antidepressivum wirkt. Auch während der dunklen Wintermonate, wenn du dich schlapp und müde fühlst, geben sie dir einen Energiekick, indem sie helfen, den Mangel an Sonnenlicht auszugleichen.

Biohacking und Schlafen

Nachdem Biohacking immer mehr an Bedeutung gewinnt, möchte ich im Zusammenhang mit Schlaf kurz darauf eingehen. Die Zusammensetzung des Wortes aus »Bio« (Bedeutung: Leben) und »Hacking« (Bedeutung: Entschlüsseln und Kontrollieren) gibt bereits Hinweise, worum es dabei geht: Biohacker haben das Ziel, ihren Körper bestmöglich zu kennen und ihre Gesundheit zu optimieren. Dass Ernährung und Bewegung dabei eine große Rolle spielen, ist unumstritten. Auch guter Schlaf ist unerlässlich, damit du langfristig gesund und leistungsfähig bist. Das bedeutet: Wie du dich während des Tages und am Abend verhältst, beeinflusst maßgeblich deinen Schlaf.

Das ist auch der Grund, weshalb viele erfolgreiche Biohacker ihren Fokus vor allem auf Stressreduktion und den zirkadianen Rhythmus legen. Wie wir bereits wissen, beschreibt dieser den natürlichen Tagesrhythmus von 24 Stunden. Denn im Laufe des Tages verändern sich viele Körperfunktionen und -parameter wie Blutdruck, Körpertemperatur und die Hormonausschüttung. Vor allem Letztere führt dazu, dass wir je nach Tageszeit besonders leistungsfähig, schmerzempfindlich oder auch müde sind. Unser modernes Leben mit künstlichem Licht, Schichtarbeit und anderen Umwelteinflüssen kann diesen Rhythmus jedoch durcheinanderbringen.

Ein Beispiel gefällig? Sobald es dunkel wird, beginnt dein Körper normalerweise damit, das Schlafhormon Melatonin auszuschütten. Licht mit einem hohen Blaulichtanteil (Lampe, Smartphone, Laptop) stört allerdings die Melatoninproduktion – und das hält dich wach. Kann sein, dass du jetzt argumentierst, dass du beim abendlichen Netflixen besonders gut einschlafen kannst ... Das ist zwar möglich, aber dein Schlaf ist dann weniger erholsam.

Biohacker versuchen daher, ihren Alltag möglichst an den zirkadianen Rhythmus anzupassen und zum Beispiel auf blaues

Licht am Abend zu verzichten. Als gängiges Hilfsmittel gelten sogenannte Blaulichtfilterbrillen – für Abende, an denen auf Licht und Bildschirme nicht verzichtet werden kann.

Sport und Schlaf

Du magst Sport am Abend, weil er dich so schön abschalten lässt? Leider in der Regel keine gute Idee, denn:

- Sport erhöht die Temperatur des Körpers, was dazu führen kann, dass es länger dauert, bis er sich abkühlt und auf den Schlaf vorbereitet. Eine kühlere Körpertemperatur ist normalerweise günstig, um schneller einzuschlafen.
- nach einem intensiven Training benötigt der Körper Zeit, um sich zu erholen und auf den nächsten Tag vorzubereiten. Wenn du also spätabends Sport treibst, könnte dies deine Erholungsphase verkürzen und zu Müdigkeit oder Überlastung führen.
- intensive körperliche Aktivität am Abend kann den Körper pushen und die Freisetzung von Adrenalin und anderen Hormonen erhöhen, die den Schlaf stören.
- Dies kann zu Einschlafschwierigkeiten und einer unruhigen Nachtruhe führen. Dein vegetatives Nervensystem ist nicht im Gleichgewicht, und du bist einfach zu aufgewühlt, sodass sich dein Körper nicht entspannen und erholen kann. Also fällst du zwar völlig geschafft ins Bett, findest aber keinen ruhigen Schlaf.
- viele nutzen Sport als Möglichkeit, Stress abzubauen und sich zu entspannen. Allerdings kann intensiver Sport am Abend den Cortisolspiegel erhöhen, was

den Stresspegel erhöhen und deinen Schlaf beeinträchtigen kann.

Aus diesen Gründen solltest du körperliche Anstrengungen ab drei Stunden vor dem Zubettgehen vermeiden. Aber natürlich reagiert jeder Körper anders auf sportliche Aktivitäten zu unterschiedlichen Tageszeiten. Manche Menschen finden es vielleicht völlig in Ordnung, abends Sport zu treiben, während es für andere besser ist, sich am Morgen oder frühen Nachmittag auszupowern. Wichtig ist einfach, auf die individuellen Bedürfnisse und Reaktionen des eigenen Körpers zu achten und das Verhalten entsprechend anzupassen.

SANDMÄNNCHENS FAVOURITES: SCHLAF-HACKS

 # 81 Kein Zutritt ins Schlummerland: Fernseher, Laptop, Smartphone & Co. Das künstliche blaue Licht dieser Geräte wirkt störend. Auch ein Nachtlicht oder die LED des Weckers behindern den Schlaf. Warum? Weil das für den gesunden Schlaf wichtige Hormon Melatonin im Dunkeln gebildet wird. Es sorgt dafür, dass man müde wird und in die Tiefschlafphase sinkt. Fehlt das Melatonin oder ist es nicht ausreichend vorhanden, kommt es zu Schlafstörungen. Etwa eine Stunde vor dem Schlafen solltest du daher darauf achten, kein blaues Licht mehr abzubekommen. Wenn du dennoch abends am Rechner oder Handy arbeiten musst, dann stell den Bildschirm zumindest auf Night Shift um, um den Blaulichtanteil zu senken. Wahlweise kannst du dir zusätzliche eine Brille mit Blaulichtfilter zulegen.

 # 82 Fernseher als Schlummerhilfe Ja klar, ich weiß: Fernsehen im Bett hilft vielen dabei, schnell einzuschlafen – vorausgesetzt allerdings, man guckt etwas Beruhigendes ohne große Action, der Ton ist sehr leise und der Timer zum Ausschalten gestellt. Denn Fakt ist: Der laufende Fernseher mit seinen Geräuschen und dem flackernden Licht stört den Schlaf und kann zu gesundheitlichen Problemen führen.

 # 83 Yoga am Abend Intensiver Sport am Abend ist generell nicht zu empfehlen, da er das Ein- und Durchschlafen behindern kann – Yoga ist dagegen ausdrücklich erlaubt! Es hilft dir, bewusst runterzukommen. Mit einer Yogasession am Abend bringst du deinen Körper wieder in Balance und verbindest Bewegung mit Entspannung.

 # 84 Frische Brise Vor dem Schlafen mal gut durchlüften. Die Frischluft im Schlafzimmer hilft dir nicht nur, besser einzuschlafen, sie fördert auch einen erholsamen Schlaf.

 # 85 Einschlaf-Sounds Musik beim Einschlafen? Laut Studien können gewisse Frequenzen eine beruhigende Wirkung auf unser Nervensystem und die Muskelspannung haben. Besonders relevant sind dabei 396, 432 und 528 Hertz. Online findest du bereits vorgefertigte Playlists, bei denen du den Kopf freibekommst und entspannen kannst. Am besten mit Timer-Einstellung hören, damit du nicht im Halbschlaf nach dem Ausschaltknopf suchen musst und dadurch wieder wach wirst.

 # 86 Der richtige Schlummertrunk Nein, damit ist nicht Alkohol gemeint! Nach Alkohol am Abend schläft man zwar oft schneller ein, aber das Durchschlafen wird gestört: Du wachst immer wieder auf, erreichst die Tiefschlafphasen nur schwer, und der Schlaf ist nicht erholsam. Stattdessen sind Getränke empfehlenswert, die eine entspannende Wirkung haben, wie zum Beispiel heiße Milch mit Honig oder Tee mit Melisse und Baldrian.

 # 87 Schlafrhythmus Klar, Schlafgewohnheiten sind sehr individuell. Damit du dich tagsüber ausgeruht und fit fühlst, solltest du deine Schlafzeit deinen persönlichen Bedürfnissen anpassen und versuchen, in einer Art Rhythmus zu bleiben. Das bedeutet zum Beispiel auch, dass du, selbst wenn du hundemüde bist, besser keinen Mittagsschlaf halten solltest. Also versuche, Veränderungen im Schlaf-wach-Rhythmus so gering wie möglich zu halten. Natürlich kannst du mal am Wochenende länger aufbleiben oder ausschlafen. Aber zu starke Schwankungen besser vermeiden!

 # 88 Guter Plan Bist du eher ein organisierter Mensch, der gern alles plant und im Griff hat? Dann solltest du vor dem Zubettgehen noch alles erledigen beziehungsweise so weit wie möglich vorbereiten, was dich vom Ein- und Durchschlafen abhalten könnte. Das kann eine To-do-Liste für den nächsten Tag sein, das Bereitlegen deiner Sportklamotten oder vielleicht nur Notizen über deine Erlebnisse, Ideen oder Pläne. Auch wenn dir manchmal noch Dinge im Kopf herumgeistern, sobald du im Bett liegst, ergibt es einen Sinn, dir einen Notizblock neben das

Bett zu legen und diese kurz aufzuschreiben. Dann sind die Gedanken aus dem Kopf, und du kannst entspannt einschlafen.

89 Aufstehen statt rumwälzen! Manchmal finden wir trotz aller Tipps und Tricks nicht in den Schlaf. Dann hilft es auch nicht, sich länger als 30 bis 45 Minuten herumzuwälzen und Sorgen zu machen, weil du Angst hast, nicht ausreichend Schlaf zu bekommen. Das ist übrigens halb so schlimm. Am nächsten Abend wirst du umso müder sein, und der Körper holt sich dann eben genau das zurück, was er braucht. Also bevor du dich ewig hin und her drehst und wendest, steh lieber auf und nutz die Zeit. Am besten mit Dingen, die dich entspannen. Lies zum Beispiel ein Buch oder hör dir einen Podcast an. So lange, bis du wieder müde wirst. Und dann nix wie ab zurück ins Bett.

90 Dein Bett: No work zone Computer und Handy müssen draußen bleiben! Dein Bett sollte deine ganz persönliche Ruhezone sein. Und damit es tatsächlich nur mit Ruhe verknüpft ist, solltest du es nur zum Schlafen nutzen – also nicht zum Arbeiten, Fernsehen und so weiter –, denn sonst verknüpft dein Hirn es mit Aktivität.

91 No stress please Entspannungstechniken wie Meditation oder tiefe Bauchatmung können dir helfen, Stress zu bewältigen, und dich vor dem Schlafengehen runterzufahren.

92 Bücherwurm Gute Nachrichten für alle Leseratten: Alles richtig gemacht! Lesen vor dem Schlafen beruhigt und wirkt

entschleunigend. Wenn du aber ängstlich bist, solltest du auf blutrünstige Krimis vielleicht besser verzichten.

 # 93 Kleines Nickerchen Du schläfst nachts schlecht und fällst tagsüber vor Müdigkeit fast vom Stuhl? Nickerchen tagsüber auf 20 bis 30 Minuten reduzieren.

 # 94 Sommerzeit Die Uhr wurde mal wieder eine Stunde vorgestellt, und du kommst kaum noch aus den Federn? Damit du dich besser an die Sommerzeit gewöhnst, steh einfach zur gewohnten Zeit auf und mach zehn bis 45 Minuten lang Sport. Am besten draußen und mit Blick auf die Sonne. Also vorausgesetzt sie scheint. (Das funktioniert übrigens auch, wenn es bewölkt ist.) Die kombinierte Wirkung von hellem Licht und Bewegung hat zudem einen positiven Effekt auf den zirkadianen Rhythmus, das heißt, die Umstellung fällt dir dann nicht mehr so schwer.

 # 95 Kaffee, Energydrinks und Co. sind tabu Du stehst auf Energydrinks, schwarzen Tee oder einen Espresso am Abend? Besser nicht, denn Koffein und andere Stimulanzien können unseren Schlaf beeinträchtigen. Daher ab etwa vier Stunden vor dem Zubettgehen besser drauf verzichten.

 # 96 Besser leichte Mahlzeiten Schwere, fettige Mahlzeiten liegen abends eher schwer im Magen, können die Verdauung und auch den Schlaf stören. Also zwei bis drei Stunden vor dem Schlafengehen besser nichts mehr essen oder nur eine leichte Mahlzeit. Und wenn der kleine Hunger kurz vor dem Schlummern kommt? Dann ist ein kleiner, proteinreicher Snack optimal.

 # 97 Clevere Nährstoffe Bestimmte Nährstoffe können tatsächlich dazu beitragen, dass du besser schläfst. Dazu zählen zum Beispiel Lebensmittel, die reich an Magnesium (zum Beispiel Spinat, Mandeln oder Vollkornprodukte), an Kalzium (zum Beispiel Milchprodukte, grünes Blattgemüse) und Tryptophan (zum Beispiel Pute, Milch, Bananen) sind. All diese Inhaltsstoffe wirken beruhigend und schlaffördernd.

 # 98 Snacks für einen besseren Schlaf Auch der richtige Snack vor dem Zubettgehen kann helfen, indem er den Blutzuckerspiegel stabilisiert und so den Schlaf fördert. Ideal sind proteinreiche Snacks wie Nüsse oder griechischer Joghurt mit Beeren.

 # 99 Nicht zu spät trinken Okay, ausreichend zu trinken ist auch wichtig für einen gesunden Schlaf, aber bitte keine großen Mengen vor dem Zubettgehen. Damit man nicht mehrmals aufs Klo rennen muss, sollte man die letzte Stunde vor dem Schlafengehen nichts mehr trinken.

 # 100 Magnesium Magnesium (ich persönlich verwende eine Kombination aus Bisglycinat und Citrat) kann den Schlaf positiv beeinflussen und dazu beitragen, dass du am nächsten Morgen fit und energiegeladen aufwachst. Zudem unterstützt es deinen Skelettmuskelapparat.

101 No snoozing please! Die Snooze-Funktion deines Weckers solltest du unbedingt vermeiden. Dadurch kann es passieren, dass du wieder in eine Tiefschlafphase fällst und dich erst recht müde fühlst.

Das hätte ich gern früher gewusst ...

»Machen Kohlenhydrate
wirklich dick?
Schokolade glücklich?
Und darfst du abends
ohne schlechtes
Gewissen noch einen
Happen essen?
Populäre
Gesundheitsmythen
im Check-up.«

MYTHEN IM CHECK-UP

Richtig gecheckt, ist halb gesund! Es gibt so viele Hypes, Empfehlungen und gute Ratschläge überall da draußen, dass einem ganz schwummrig werden kann. Vieler dieser Mythen halten sich hartnäckig – manchmal stammen sie sogar noch von unseren Großeltern.

Umso wichtiger, dass du den Durchblick behältst und dich darauf konzentrierst, was deinem Körper und deiner Psyche guttut. Denn es geht nicht nur darum, gesund zu sein. Sondern auch es zu bleiben – oder, wenn du Beschwerden hast oder krank bist, es zu werden. Gesundheit fängt zu einem großen Stück bei uns selbst an.

Mythbuster

Du wirst hier erfahren, ob Kohlenhydrate wirklich dick machen, Schokolade glücklich und Karotten tatsächlich die Sehkraft stärken. Und ob der nächste Schnupfen lauert, wenn du mit nassen Haaren rausgehst. Auch ob du ohne schlechtes Gewissen abends noch etwas essen darfst. Alles Mythen, die sich hartnäckig halten und die einen Doc-Check-Up brauchen.

Hier erfährst du die wichtigsten Facts zu Ernährung, Gesundheit, Sport, Skin, Haut, Schlaf und Mental Health.

Spätes Essen führt zu einer Gewichtszunahme

Spätabends noch was essen? Macht das nicht dick, sorgt für Verdauungsprobleme, schlechten Schlaf und ist on top noch total ungesund? Dieser Mythos hält sich besonders hartnäckig. Dabei wird argumentiert, dass der Körper die Kalorien so spät nicht mehr richtig verbrennen könne, was unweigerlich zu einer Gewichtszunahme führe. Wissenschaftlich konnte das jedoch nicht bewiesen werden. Fakt ist: Es kommt nicht darauf an, wann du isst, sondern wie viel über den Tag verteilt. Denn eine Gewichtszunahme wird in erster Linie durch die Gesamtzahl der Kalorien beeinflusst, die du im Lauf des Tages zu dir genommen beziehungsweise verbraucht hast. Am wichtigsten ist also eine ausgewogene Balance zwischen deiner Ernährung und deinen körperlichen Aktivitäten. Das bedeutet: Selbst wenn du spät isst, nimmst du nicht automatisch zu.

Kommen wir zum angeblichen Problem Nummer zwei, spätes Essen würde Verdauungsprobleme wie Sodbrennen verursachen. Richtig ist zwar, dass einige Menschen nach dem Essen Beschwerden haben können, doch das liegt eher daran, was man gegessen hat. Fettige, frittierte oder stark gewürzte Speisen können deinem Magen und deinem Darm unabhängig von der Tageszeit ein wenig zu schaffen machen.

Problem Nummer drei wären die Schlafstörungen: Es stimmt zwar, dass ein voller Magen unangenehm sein kann und uns einen unruhigen Schlaf beschert. Aber: Solange wir uns an eine ausgewogene Ernährung halten und auf unseren Körper hören, können wir auch später am Abend essen, ohne unsere Gesundheit zu beeinträchtigen. Tatsächlich empfehle ich aber, Rohkost am Abend durch Gedünstetes oder Gekochtes zu ersetzen und ein bis zwei Stunden vor dem Schlafengehen keine großen Mahlzeiten mehr zu sich zu nehmen. Sollte dich aber mal kurz vor dem Schlafen der kleine Hunger überkommen, dann snacke lieber etwas Leichtes wie zum Beispiel ein Stückchen fettarmen Käse oder ein paar Löffel Quark. Denn manche Menschen können besser schlafen, wenn sie vor dem Zubettgehen eine kleine, proteinreiche Mahlzeit zu sich nehmen.

Fette machen fett und sind ungesund

Sagen wir mal so: Es kommt auf die Art der Fette an. Ungesättigte Fette, wie sie zum Beispiel in Nüssen, Samen, Avocados oder auch in Fisch vorkommen, sind wichtig für eine gesunde Ernährung und können dazu beitragen, das Risiko für Herzkrankheiten zu senken.

Vorsicht aber vor zu vielen gesättigten Fetten und Transfetten. Letztere sind künstlich gehärtete Fette, die der Körper nicht effizient verarbeiten kann. Sie entstehen durch einen chemischen Prozess (partielle Hydrierung) unter anderem beim industriellen Härten von Ölen, wobei flüssige Pflanzenöle in feste Fette umgewandelt werden, um sie zum Beispiel fest und streichbar zu machen oder um ihre Haltbarkeit zu verlängern. Aber auch dann, wenn Öle – wie zum Beispiel beim Frittieren – stark erhitzt werden.

Transfette verstecken sich in erster Linie in Lebensmitteln, die wir ohnehin als nicht sonderlich gesund wahrnehmen: in industriell hergestellten Backwaren wie Keksen oder Pizza und frittierten

Lebensmitteln wie Pommes oder Chips. Doch auch in Frühstücksflocken, Tütensuppen und anderen Fertiggerichten.

Das Schlechte daran: Sie können das Fettsäuremuster in deinen Zellen und im Blut verändern und beeinflussen so deine Blutwerte. So erhöhen sie das »böse« Cholesterin (LDL) im Körper, das sich in den Gefäßen ablagert und damit leider auch das Risiko für Herzkrankheiten erhöht. Aber auch das Risiko für Schlaganfälle, Typ-2-Diabetes und bestimmte Krebsarten wird durch regelmäßigen Verzehr gesteigert.

Also am besten mal auf die Zutatenliste schauen und Produkte vermeiden, die gehärtete Öle enthalten. Findest du auf der Packung Formulierungen wie »enthält gehärtete Fette« oder »pflanzliches Fett, zum Teil gehärtet«, stecken Transfettsäuren dahinter.

Auch gesättigte Fettsäuren solltest du nur in Maßen genießen. Sie stecken vor allem in tierischen Produkten wie Fleisch und Milchprodukten, aber auch in Kokosnuss- und Palmöl. Auch sie erhöhen das schlechte LDL-Cholesterin, können Entzündungen auslösen und werden mit einem erhöhten Risiko für Alzheimer, Diabetes und bestimmte Krebsarten in Verbindung gebracht.

Lightprodukte machen schlank

Glaubst du der Werbung, ist alles klar: Lightprodukte versprechen dir das Blaue vom Himmel, machen dich schlank und rank. Und genau aus diesem Grund greifen viele bei ihnen zu. Schlemmen ohne Schuldgefühle also? Die Wahrheit ist: So einfach ist es nicht! Dazu muss ich Lightprodukte kurz erklären: Sie sind die Diätversionen deiner Lieblingssnacks und -getränke, die mit weniger Fett oder Kalorien daherkommen. Klingt zu schön, um wahr zu sein. Und hier kommt schon der Haken: Manchmal ist weniger mehr – und damit meine ich mehr von dem Zeug, das wir eigentlich nicht wollen. Weniger Fett kann bedeuten, dass mehr Zucker oder künstliche Süßstoffe hinzugefügt werden, um den Geschmack zu bewahren. Und wer möchte schon einen Extralöffel Zucker in seinem »gesunden« Joghurt?

Dann ist da noch die Sache mit den Zusatzstoffen. Um die Konsistenz und das Aussehen der »Leichten« zu erhalten, werden oft Emulgatoren, Aroma- und Konservierungsstoffe hinzugefügt, die nicht unbedingt auf der Liste der Superfoods stehen, sondern eher ungesund für deinen Körper sind. Tatsächlich können sie sogar Heißhungerattacken fördern und somit das Gegenteil von dem bewirken, was sie versprechen. Mein Tipp: Schau genau auf die Zutatenliste und wähle besser »echte«, unverarbeitete Lebensmittel.

Man muss täglich acht Gläser Wasser trinken

Richtig ist, dass dein Körper ausreichend Flüssigkeit braucht, um richtig zu funktionieren. Dass es acht Gläser beziehungsweise zwei Liter Wasser sein müssen, wurde wissenschaftlich nie belegt. Wer sich ausgewogen ernährt, nimmt schon allein über die Nahrung rund einen Liter Wasser zu sich.

Tatsächlich variiert der Wasserbedarf von Mensch zu Mensch und ist abhängig von Faktoren wie der Körpergröße, dem Gewicht, der Menge an Bewegung, dem individuellen Stoffwechsel und tatsächlich auch Faktoren wie zum Beispiel der Luftfeuchtigkeit oder der Umgebungstemperatur. Der empfohlene Tagesbedarf liegt zwischen 20 und 40 Millilitern Wasser pro Kilogramm

Körpergewicht. Bei manchen Sportarten oder in der Sauna schwitzt man zum Beispiel extrem viel – und dieser Flüssigkeitsverlust muss ausgeglichen werden! Übrigens: Zum Wasser zählen auch Flüssigkeiten aus anderen Quellen wie Lebensmitteln oder andere Getränke wie Tee oder Kaffee (auch dann, wenn sie harntreibend wirken können und du daher möglicherweise zusätzlich Flüssigkeit zu dir nehmen musst).

Was also tun? Ganz wichtig ist vor allem, regelmäßig zu trinken. Am besten stellst du dir eine Karaffe direkt neben deinen Arbeitsplatz. In der Nacht verlierst du durch die Atmung eine Menge Flüssigkeit, diese solltest du direkt nach dem Aufstehen wieder »auffüllen«.

Man kann nicht zu viel trinken

Ja, kann man tatsächlich! Denn obwohl Wasser gesund ist, gilt auch hier: Die Dosis macht das Gift. Trinkt man viel zu viel davon, kann das den Elektrolythaushalt im Körper gehörig aus dem Gleichgewicht bringen. Dann bleibt das überschüssige Wasser im Körper und verdünnt das Blut. Die Salzkonzentration sinkt, und es enthält zu wenig Natrium. Um in dieser Situation nicht noch mehr Salze zu verlieren, hemmt der Körper den Harndrang, gleichzeitig strömt Wasser in die Zellen. Die Folge können Kopfschmerzen, Muskelschwäche, Orientierungslosigkeit, Krämpfe, Übelkeit und im schlimmsten Fall sogar Herzversagen sein.

Fakt: Bei einem Trinkwettbewerb im US-amerikanischen Sacramento trank eine 28-Jährige innerhalb von dreieinhalb Stunden 7,5 Liter Wasser. Sie starb an einer Wasservergiftung.

Kohlenhydrate machen dick

Stimmt so nicht! Kohlenhydrate sind eine primäre Energiequelle für den Körper und sollten Teil einer ausgewogenen Ernährung sein. Entscheidend ist aber nicht die Aufnahme von Kohlenhydraten an sich, sondern das Timing, ihr Komplexitätsgrad und natürlich die Menge. Komplexe Kohlenhydrate, wie sie in Vollkornprodukten, Gemüse und Hülsenfrüchten vorkommen, werden zum Beispiel langsamer verdaut und versorgen dich länger mit Energie. Sie liefern wichtige Nährstoffe und Ballaststoffe, während verarbeitete Kohlenhydrate wie Zucker und raffinierte Getreideprodukte in großen Mengen vermieden werden sollten. Aber wie du oben schon gelernt hast, kommt es auf die Gesamtkalorienzahl des Tags an. Heißt: Isst man mehr, als der Körper verbrauchen kann, nimmt man zu.

Bioprodukte sind immer gesünder

Immer bio kaufen? Muss nicht unbedingt sein. Klar bieten natürliche und biologische Produkte gesundheitliche Vorteile, weil sie zum Beispiel nicht mit Pestiziden behandelt wurden und genfrei sind. Doch das bedeutet nicht gleich, dass sie automatisch auch sicherer oder gesünder sind.

Produkte, die du besser in Bioqualität kaufen solltest:

- Feldsalat
- Kräuter (kannst du sogar selbst in der Küche anbauen)
- Paprika (am häufigsten mit Pestiziden belastet)
- Weintrauben
- Zucchini
- Tomaten
- Kirschen

Produkte, die du auch ohne Biosiegel kaufen kannst:

- Avocado
- Spargel
- Zwiebel
- Aubergine
- Melone
- Brokkoli
- Blumenkohl

Du siehst: Eine ausgewogene Ernährung kann auch mit Produkten aus dem Supermarkt um die Ecke erreicht werden.

Spinat macht stark

Wahrheit: Spinat enthält Eisen, aber der Mythos von Popeye ist übertrieben – auch weil man sich damals bei der Ermittlung des Eisenwertes um eine Kommastelle verrechnet hat. Andere Lebensmittel sind für die Kraftentwicklung genauso wichtig. Für den Muskelaufbau solltest du besonders auf Proteine in Form von Hülsenfrüchten oder Milchprodukten setzen.

Eier erhöhen den Cholesterinspiegel

Früher glaubte man, dass der hohe Cholesteringehalt von Eiern schlecht für das Herz sei. Neue Forschungsergebnisse haben aber gezeigt, dass ihr Konsum den Cholesterinspiegel bei den meisten Menschen nicht wirklich beeinflusst. Also genieße ruhig dein Frühstücksei oder Omelette, denn Eier sind eine hervorragende Proteinquelle und enthalten viele wichtige Nährstoffe. Zudem sind sie essenziell, wenn es um die Deckung des Cholinbedarfs geht. Cholin ist einerseits wichtig für unsere Hirnfunktionen, andererseits unterstützt es auch die Leber in ihrer Aufgabe, Fett abzubauen.

Proteine sind nur was für Sportler

Proteine sind sozusagen der Goldstandard unter der Nahrungsmitteln – aber die sind doch nur was für muskelbepackte Sportler, oder? Nö, jeder braucht Proteine, um gesund zu bleiben. Du kannst sie dir ein wenig vorstellen wie kleine Legosteine, aus denen dein Körper gebaut ist. Sie sind lebenswichtig und nicht nur für den Aufbau und die Reparatur von Muskelgewebe zuständig, sondern haben auch eine wichtige Aufgabe bei der Zellreparatur.

Hier eine kleine Übersicht guter Proteinquellen:

- Kidneybohnen: etwa 24 g/100 g
- Tofu: etwa 12 g/100 g
- Tempeh: etwa 19 g/100 g
- Erdnüsse: etwa 26 g/100 g
- Cashews und Pistazien: etwa 18 g/100 g
- Mandeln: etwa 19 g/100 g
- Kichererbsen: etwa 19 g/100 g
- Linsen: etwa 9 g/100 g
- Quinoa: etwa 12 g/100 g
- Hafer: etwa 13,5 g/100 g
- Lupinensamen: etwa 36 g/100 g
- Sonnenblumenkerne: etwa 21 g/100 g

Die Deutsche Gesellschaft für Ernährung empfiehlt mindestens 0,8 Gramm Protein pro Kilogramm Körpergewicht, neueste Studien deuten aber auf einen deutlich höheren Richtwert hin (zwischen 1,4 und 2 Gramm pro Kilogramm Körpergewicht) – und die solltest du mindestens zu dir nehmen, um den Grundbedarf zu decken. Wichtig dabei ist, dass du auf die Qualität und biologische Wertigkeit des Proteins achtest.

Zu viel Protein schadet den Nieren

Eine proteinreiche Ernährung schadet gesunden Nieren NICHT, kann jedoch bei Personen mit bestehenden Nierenerkrankungen oder bestimmten Risikofaktoren problematisch sein. Falls du also unter einer Erkrankung der Nieren oder eingeschränkter Nierenfunktion leidest, solltest du die Proteinzufuhr immer mit deinem behandelnden Arzt besprechen.

Vitamin C verhindert Erkältungen

Das stimmt nicht ganz! Vitamin C ist zwar wichtig für das Immunsystem, aber es verhindert nicht zwangsläufig Erkältungen. Allerdings kann es die Dauer und Schwere von Erkältungssymptomen verringern.

ALINAS TIPP: NOCH BESSER – VITAMIN C UND ZINK KOMBINIEREN

Studien haben ergeben, dass man die Erkrankungsdauer um einen Tag reduzieren kann, wenn man innerhalb von 24 Stunden nach dem Auftreten der ersten Symptome mit der Zink- und Vitamin-C-Einnahme beginnt. Diese Wirkung zeigt sich aber erst ab einer Dosierung von mindestens 75 Milligramm Zink und 200 Milligramm Vitamin C. Typische Zinkquellen sind Käse, Nüsse oder Haferflocken. Vitamin C findet sich vor allem in Obst wie Orangen, Zitronen oder Kiwis und in Gemüsesorten wie roter Paprika, Rosenkohl oder Brokkoli.

Gerade in der kalten Jahreszeit kann diese Kombi der Gamechanger sein, um sich Schnupfen und Co. vom Leib zu halten.

Detox-Diäten reinigen den Körper

Detox-Diäten (»Detox« kommt von Detoxifikation und bedeutet Entgiften) versprechen zwar oft, den Körper von Giftstoffen zu befreien. In Wirklichkeit ist er bereits mit einem effizienten Entgiftungssystem ausgestattet, zu dem die Leber, die Nieren, die Haut und Lymphe gehören. Allerdings kann man diese Funktionen unterstützen. Zum Beispiel mit bewusster Ernährung, ausreichend Schlaf, Stressmanagement, Basen- oder Intervallfasten.

Karotten stärken die Sehkraft

Karotten enthalten zwar Betacarotin, das im Körper in Vitamin A umgewandelt wird und dabei hilft, das lichtempfindliche Sehpigment Rhodopsin in den Stäbchen der Netzhaut zu bilden. Das wiederum ist wichtig, um gut zwischen hell und dunkel unterscheiden zu können. Aber: Karotten allein verbessern die Sehkraft nicht wirklich spürbar.

Wunden heilen besser an der Luft

Das kommt auf die Größe an. Kleinere Wunden heilen an der Luft tatsächlich besser, da sie schneller austrocknen. Anders sieht es bei größeren aus: Einerseits werden sie durch Pflaster oder einen Verband vor Schmutz und Keimen geschützt, andererseits entstehen durch die stärkere Schorfbildung oft Narben nach dem Abheilen. Also lieber Pflaster drauf, dann sorgen die Bindegewebszellen für eine spurlose Heilung.

Wenn man sich ekelt, bekommt man Herpes
Das stimmt tatsächlich. Etwa 90 Prozent der Menschen tragen das Herpes-simplex-Virus (HSV) in sich. Es ruht normalerweise in den Nervenbahnen. Ist unser Immunsystem aber zum Beispiel durch Stress, Angst, Fieber oder eben auch Ekel geschwächt, wird es aktiv. Und schon sind sie da, die Herpes-Pusteln.

Man muss den Körper regelmäßig entgiften
Der menschliche Körper verfügt über eingebaute Entgiftungssysteme, an denen vor allem Leber und Nieren beteiligt sind und die Abfall- und Giftstoffe effizient ausscheiden. Detox-Diäten oder Entgiftungskuren sind nicht notwendig und können sogar schädlich sein, da sie zu Nährstoffmangel führen und den normalen Stoffwechsel stören können.

Saunabesuche entgiften den Körper
Wahr ist, dass man bei einem Saunabesuch stark schwitzt, überschüssige Salze und Wasser aus dem Körper entfernt werden und die Haut sich reinigt, indem einige Schadstoffe aus den oberflächlichen Hautschichten entfernt werden. Aber durch das Schwitzen reguliert der Körper in erster Linie seine Temperatur. Giftstoffe werden nicht in nennenswerten Mengen entfernt. Allerdings kann ein Saunaaufenthalt helfen, Stress abzubauen und für Entspannung zu sorgen. Das hat positive Auswirkungen auf Körper und Seele – was wiederum die natürlichen Entgiftungsprozesse effizienter ablaufen lässt.

Wer mit nassen Haaren rausgeht, holt sich eine Erkältung
Diese Warnung kennen wir wahrscheinlich alle von zu Hause und haben geföhnt, was die Trocknerdüse hergab. Aber tatsächlich handelt es sich hier nur um einen Mythos. Nasse Haare haben mit Erkältungen nichts zu tun. Schuld an einer Erkältung sind immer Viren und Bakterien – kalte Außentemperaturen stehen damit nicht in Verbindung. Es kann lediglich passieren, dass dein Immunsystem durch das Frieren etwas leidet und du in den kommenden Tagen anfälliger für Infekte bist.

Viel trinken macht die Haut straffer
Fragt man einen Promi nach seinem Beautygeheimnis, lautet die Antwort in der Regel: »Ich trinke viel Wasser.« Doch was ist da dran? Trinkt man zu wenig, trocknet die Haut tatsächlich aus und Trockenheitsfältchen zeigen sich. Aber umgekehrt kam eine Studie der Berliner Charité zum Schluss »Wer viel trinkt, hat einen besseren Stoffwechsel«. Die Stoffwechselaktivität unterstützt die Schutz- und Abwehrfunktion der Haut. Langfristig macht sich das in einem frischeren Aussehen von ihr bemerkbar. Trotzdem wird die Haut durch übermäßige Wasseraufnahme weder straffer oder jugendlicher, noch werden Falten reduziert.

Häufiges Eincremen macht zarte Haut
Nein, leider ist genau das Gegenteil der Fall. Denn wer zu viel cremt, stört den Rückfettungsmechanismus der Haut. Zwar nehmen die Hornzellen die Feuchtigkeit der Creme auf, quellen dadurch auf, und die Haut wird glatter. Studien zeigen aber, dass ständiges Eincremen die Verbindung zwischen den einzelnen Hautzellen lockert und auf Dauer die Hautbarriere beeinträch-

tigen kann. Also auf die richtige Balance und die optimalen Produkte für deine Haut achten und nur einmal täglich cremen.

Flecken auf den Nägeln deuten auf einen Kalziummangel hin
Flecken auf den Nägeln haben nur sehr selten etwas mit Kalzium- oder Vitaminmangel zu tun, viel häufiger stammen sie von kleinen Verletzungen oder Druckstellen – zum Beispiel wenn man die Nagelhaut zurückschiebt oder häufig zur Maniküre geht.

Die UV-Lichtlampe im Nagelstudio begünstigt Hautkrebs
Leider eine kleine Enttäuschung für all diejenigen, die gern ins Nagelstudio gehen und sich Gel-, Acryl- oder Shellac-Nägel machen lassen. Denn das Licht der UV-Lampen kann tatsächlich Hautkrebs begünstigen. Aber mach dich nicht verrückt deshalb!

Häufiges Waschen lässt die Haare schneller fettig werden
Da hat man gerade frisch die Haare gewaschen – und schon sind sie wieder fettig. Kann es wirklich sein, dass sie umso schneller nachfetten, je häufiger man wäscht? Tatsache ist: Die Talgbildung an der Kopfhaut hat nichts mit der Waschhäufigkeit zu tun. Ob wir fettige Haare haben oder nicht, liegt allein in unseren Genen. Du kannst also deine Haare beruhigt so oft waschen, wie du willst. Wichtig ist allerdings, dass du ein mildes Shampoo verwendest.

Je mehr, desto besser
Nicht unbedingt! Übermäßiges Training kann zu Überlastung und Verletzungen führen. Es ist daher wichtig, eine ausgewogene Trainingsroutine zu haben, die sowohl Ausdauer, Kraft, Flexibilität als auch Erholung berücksichtigt.

Krafttraining macht Frauen muskulös und massig

Viele glauben immer noch, dass Krafttraining bei Frauen zu muskulösen und maskulinen Körpern führt. Aber diese Sorge ist unberechtigt. Aufgrund ihrer geringeren Testosteronproduktion bauen Frauen nicht so schnell Muskelmasse auf wie Männer. Krafttraining hilft aber dabei, den Körper straffer und definierter werden zu lassen. Und noch zwei Benefits: Krafttraining kurbelt on top den Stoffwechsel an und sorgt auch für stabilere Knochen, da es die Knochendichte (Stichwort Osteoporose!) erhöht und das Knochenwachstum stimuliert.

Man braucht weniger Schlaf, wenn man älter wird

Die Schlafbedürfnisse ändern sich tatsächlich im Laufe des Lebens. Während kleine Kinder noch 11 bis 14 Stunden pro Tag schlafen und Jugendliche acht bis zehn Stunden, kommen Erwachsene in der Regel mit sieben bis neun Stunden pro Nacht klar. Doch jeder Mensch ist anders, also hör lieber auf deinen Körper statt auf Statistiken.

Ein Nickerchen am Tag kann den Nachtschlaf ersetzen

Hundemüde nach einer langen Nacht? Ein kurzes Nickerchen kann zwar die Wachsamkeit und Konzentration verbessern, ersetzt aber nicht den gesunden, ununterbrochenen Nachtschlaf, der für die Regeneration des Körpers und des Gehirns wichtig ist.

Der beste Schlaf ist der vor Mitternacht

Der Mythos, dass der Schlaf vor Mitternacht gesünder und erholsamer sei, hält sich hartnäckig. Aber auch hier gilt: Es gibt keine festen Regeln für den perfekten Schlafzeitpunkt. Jeder Mensch hat unterschiedliche Schlafbedürfnisse. Wichtiger ist die Qualität des Schlafs – also auf eine regelmäßige Schlafroutine mit festen Zubettgehzeiten und ausreichenden Schlafstunden achten.

Schlafmangel kann man aufholen

Wahrheit: Leider ist es nicht so einfach. Wenn man zu wenig schläft, kann man den Schlafmangel nicht mal eben so durch längeres Schlafen am Wochenende ausgleichen. Allerdings passt sich der Körper an und ändert die Schlafmuster. Dann haben wir zum Beispiel längere Tiefschlafphasen oder mehr REM-Schlaf. Chronischer Schlafmangel kann auf Dauer zu gesundheitlichen Problemen wie Gewichtszunahme, Gedächtnisproblemen oder einem geschwächten Immunsystem führen. Also lieber rechtzeitig ab ins Bettchen.

Stress ist immer schädlich

Du stehst ständig unter Strom? Ein gewisses Maß an Stress kann dich tatsächlich motivieren und für Power sorgen, aber chronischer oder übermäßiger Stress ist eher schädlich. Dann solltest du ein paar Strategien entwickeln, damit dein Körper besser damit umgehen kann.

Schokolade macht glücklich

Hier treffen Mythos und Wissenschaft aufeinander. Biologisch gibt es keine direkte Verbindung zwischen Schokolade und Glück. Schokolade enthält zwar die Aminosäure Tryptophan, die zur Bildung von Serotonin, dem Glückshormon, beiträgt. Allerdings müsste man da schon kiloweise Schokolade essen, um eine spürbare Wirkung zu erzielen. Dennoch gibt es gute Nachrichten für Schoko-Naschkatzen: Einerseits kann dunkle Schokolade (ab 70 Prozent) durch die enthaltenen Flavonoide zellschützend wirken und positive Effekte auf das Herz-Kreislauf-System haben. Andererseits spielt auch der Placeboeffekt eine Rolle. Wer erwartet, dass die Schoki die Laune hebt, fühlt sich tatsächlich gleich viel glücklicher. Also gönn dir!

Lachen ist gesund

Ja, ja, ja! Am besten so lange, bis dir der Bauch so richtig weh davon tut. Lachen hat positive Auswirkungen auf die Psyche, senkt die Stresshormone in deinem Körper und stärkt das Immunsystem.

What I eat – Rezepte

INGWER-KURKUMA-SHOT

REZEPT

100 ml Wasser

Saft einer Zitrone

30 g Ingwer mit Schale

1 TL Kurkuma

Prise Cayenne-Pfeffer

1 EL Honig

ANLEITUNG

1. Ingwer gut waschen und klein schneiden.
2. Zitronen mit einer Saftpresse auspressen.
3. Alle Zutaten mit einem leistungsstarken Mixer etwa 1 Minute mixen.

GOOD TO KNOW

Der Vorteil beim Ingwer-Shot: Hier wird der Ingwer roh verarbeitet – so kannst du von all den gesunden Stoffen profitieren, die in ihm enthalten sind. Auch frisch zubereiteter Ingwertee ist gesund. Allerdings sind viele der wertvollen Inhaltsstoffe hitzeempfindlich, weshalb sie beim Kochen verloren gehen.

HAILEY BIEBER GREEN COLLAGEN SMOOTHIE

REZEPT

200 g gefrorene Beeren

1 Handvoll Spinat

2 Datteln

50 g Avocado

Süße nach Wahl (Ich verwende am liebsten Erythrit oder Stevia.)

1 Sachet Collagen Creamer von Onegevity

200 ml ungesüßte Mandelmilch

50 ml Kokosmilch

ANLEITUNG

1. In einen Mixer oder eine Küchenmaschine die Avocado, Spinat, Erdbeeren, Collagen Creamer oder Collagenpulver, Datteln, Kokosmilch, Nussmilch geben und optional etwas Süße nach Wahl hinzufügen.
2. Mixe die Zutaten bei hoher Geschwindigkeit, bis der Smoothie cremig und gleichmäßig ist. Wenn du eine festere Konsistenz bevorzugst, füge einige Eiswürfel hinzu und mixe sie mit.
3. Gieße den Smoothie in Gläser und serviere ihn sofort. Du kannst ihn mit ein paar frischen Erdbeeren oder einem Stück Avocado garnieren, wenn du möchtest.

BLUTZUCKERFREUNDLICHE NUSSBUTTER-CUPS

REZEPT

100 g Nussbutter (Erdnuss oder Mandel; am besten ungesüßt)
2 EL Kokosöl, geteilt
½ TL Vanilleextrakt
1 Prise Salz
200 g dunkle Schokolade, grob gehackt oder Schokoladenchips

ANLEITUNG

1. In einer mikrowellengeeigneten Schüssel die Nussbutter, Kokosöl, Vanilleextrakt und eine Prise Salz vermengen.
2. Schmelze die dunkle Schokolade zusammen mit dem restlichen Kokosöl unter gelegentlichem Umrühren in einem hitzebeständigen Gefäß über einem Wasserbad oder in der Mikrowelle.
3. Lege ein Muffinblech mit Papierförmchen aus. Gib einen Teelöffel der geschmolzenen Schokolade in den Boden jedes Papierförmchens und verteile ihn gleichmäßig, um ihn zu bedecken.
4. Lass die Schokolade leicht fest werden.
5. Löffle einen Teelöffel der Erdnussbuttermischung auf die Mitte jeder Schokoladenschicht in den Förmchen.
6. Bedecke die Erdnussbutterfüllung mit der restlichen geschmolzenen Schokolade, um die Cups zu verschließen.
7. Stelle das Muffinblech in den Kühlschrank und lass die Nussbutter-Cups für mindestens 30 Minuten aushärten, bis sie fest sind.
8. Sobald die Nussbutter-Cups fest sind, kannst du sie aus den Förmchen nehmen und servieren.

ASHWAGANDHA MATCHA BALLS

REZEPT

200 g entsteinte Medjool-Datteln

50 g Mandelmehl

1 EL Matcha-Pulver (Ich verwende das von Onegevity Club.)

1 EL Kokosöl

Süße nach Wahl (Ich verwende am liebsten Stevia oder Erythrit.)

1 TL Vanilleextrakt

1 Prise Salz

Kokosraspeln oder gemahlene Mandeln zum Wälzen (optional)

ANLEITUNG

1. In einem Mixer alle Zutaten zusammengeben, bis sie zu einer klebrigen Masse werden. Bei Bedarf etwas Wasser hinzufügen, um die Konsistenz zu verändern, aber bitte nur ganz vorsichtig, damit der Teig nicht zu flüssig wird.
2. Forme die Mischung zu kleinen Kugeln, indem du etwa einen Esslöffel Teig abnimmst und ihn zwischen den Händen rollst. Wenn der Teig zu klebrig ist, befeuchte deine Hände leicht mit Wasser, um das Formen zu erleichtern.
3. Wenn du möchtest, kannst du die fertigen Energy-Balls in Kokosraspeln oder gemahlenen Mandeln wälzen, um sie zu beschichten.
4. Stelle die geformten Energy-Balls für mindestens 30 Minuten in den Kühlschrank, damit sie fester werden.
5. Nun sind die Energy-Balls bereit zum Genießen! Bewahre sie im Kühlschrank auf, um sie frisch zu halten.

OVERNIGHT CHIA MEAL PREP

REZEPT

30 g Chiasamen
150 ml ungesüßte Mandelmilch (oder Milchalternative deiner Wahl)
½ TL Vanilleextrakt
1 Sachet Yuzu Collagen von Onegevity
Süße nach Wahl (Ich verwende am liebsten Stevia oder Erythrit.)
Frische Früchte, Nüsse oder Samen zum Garnieren (optional)

ANLEITUNG

1. In einer Schüssel oder einem Glas die Chiasamen, Milch, Vanilleextrakt, Collagen und Süße nach Wahl (falls verwendet) vermengen.
2. Rühre die Zutaten gründlich um, um sicherzustellen, dass die Chiasamen gut mit der Flüssigkeit vermischt sind und keine Klumpen entstehen.
3. Decke die Schüssel oder das Glas ab und stelle die Masse dann über Nacht oder für mindestens 4 Stunden in den Kühlschrank. Während dieser Zeit quellen die Chiasamen auf und bilden eine puddingartige Konsistenz.
4. Gelegentlich während des Kühlens umrühren, um sicherzustellen, dass sich die Chiasamen gleichmäßig verteilen und der Pudding die gewünschte Konsistenz erhält.
5. Sobald der Chiapudding fest geworden ist, nimm ihn aus dem Kühlschrank und serviere ihn in Schalen oder Gläsern. Du kannst den Pudding nach Belieben mit frischen Früchten, Nüssen oder Samen garnieren.

SELBST GEMACHTES KIMCHI

REZEPT

1 mittelgroßer Chinakohl

40 g grobes Meersalz

Wasser

1 Daikon-Rettich, geschält und in dünne Stifte geschnitten

2 Karotten, geschält und in dünne Stifte geschnitten

4 Frühlingszwiebeln, in dünne Scheiben geschnitten

1 Stück Ingwer (ca. 2 cm), geschält und fein gehackt

2 EL Fischsoße

2–3 EL Chilipulver

1 TL Honig

ANLEITUNG

1. Schneide den Chinakohl der Länge nach in Viertel und entferne den Strunk. Schneide die Viertel in mundgerechte Stücke.
2. In einer großen Schüssel Wasser mit dem groben Meersalz vermischen, bis das Salz vollständig gelöst ist. Die Menge an Wasser sollte ausreichen, um den Chinakohl zu bedecken.
3. Lege die Chinakohlstücke in die Salzlösung und stelle sicher, dass sie vollständig bedeckt sind. Lasse den Chinakohl mindestens 4 Stunden oder über Nacht einweichen. Dadurch wird er zarter und bereit für die Fermentation.
4. Während der Chinakohl einweicht, kannst du den Daikon-Rettich, die Karotten und Frühlingszwiebeln vorbereiten und in eine große Schüssel geben.

5. In einer separaten Schüssel den gehackten Ingwer, Fischsoße, Chili und Honig zu einer Paste vermischen.
6. Sobald der Chinakohl eingeweicht ist, spüle ihn gründlich ab, um das überschüssige Salz zu entfernen, und drücke das Wasser vorsichtig aus den Blättern. Mische den Chinakohl dann mit dem vorbereiteten Gemüse und der Würzpaste, bis alles gut vermengt ist.
7. Fülle das Kimchi in saubere Gläser oder Behälter und drücke es fest, um Luftblasen zu entfernen. Lass einen kleinen Raum am oberen Rand des Glases, da das Kimchi während der Fermentation gären und sich ausdehnen kann.
8. Decke die Gläser oder Behälter locker ab und lasse das Kimchi bei Raumtemperatur für 1–2 Tage fermentieren. Danach kannst du es in den Kühlschrank stellen und bis zu einem Monat aufbewahren.
9. Nachdem das Kimchi fermentiert ist, ist es bereit zum Genießen! Es eignet sich perfekt als Beilage zu Reisgerichten, Suppen, Salaten oder Sandwiches.

MEIN LIEBSTER GREEN KALE SALAD

REZEPT FÜR DEN SALAT

1 Bund Grünkohl (ca. 6–8 große Blätter), gewaschen, entstielt und in feine Streifen geschnitten
30 g geröstete Pinien- oder Sonnenblumenkerne
¼ Bio-Salatgurke in Würfel
½ Avocado, in Scheiben geschnitten
Feta-Käse, zerbröckelt

REZEPT FÜR DAS DRESSING

1 EL Joghurt
2 EL Olivenöl
2 EL Apfelessig
1 TL Honig
Salz, Pfeffer, Muskatnuss und Kreuzkümmel

ANLEITUNG

1. Entferne die dicken Stiele vom Grünkohl und schneide die Blätter in feine Streifen. Gib den Grünkohl in eine große Schüssel.
2. In einer kleinen Schüssel den Joghurt, Olivenöl, Apfelessig und Honig vermischen. Mit Salz, Pfeffer, Muskat und Kreuzkümmel abschmecken.
3. Gieße das Dressing über den vorbereiteten Grünkohl und massiere es sanft mit sauberen Händen in die Blätter ein. Dadurch wird der Grünkohl zarter und geschmackvoller.
4. Füge die Gurkenstücke, die Avocado, den Feta-Käse und die gerösteten Pinien- oder Sonnenblumenkerne hinzu.

5. Mische alle Zutaten gut, damit das Dressing und die Aromen gleichmäßig verteilt sind.
6. Lass den Salat für etwa 10–15 Minuten ziehen, damit sich die Aromen verbinden und der Grünkohl etwas weicher wird.
7. Serviere den Grünkohlsalat als Beilage oder Hauptgericht. Du kannst ihn allein genießen oder mit gegrilltem Hühnchen, Lachs oder Tofu kombinieren.

Unter dem QR-Code findest du die wichtigen Studien und meine Buchempfehlungen.

DANK

Vielen, vielen Dank. Dafür, dass du dir bewusst die Zeit zum Lesen, für deine Gesundheit und deinen Körper genommen hast. Allein der Gedanke, dass dieses Buch dir weiterhelfen könnte, macht mich sehr glücklich. Du weißt, dass ich genau aus diesem Grund auch damit begonnen habe, gesundheitliche Inhalte in den sozialen Medien zu teilen – weil ich Mehrwert schaffen will. Also danke für deine Zeit und dein Interesse an meiner Arbeit und die stetige Unterstützung.

Ein großes Danke an den Verlag GRÄFE UND UNZER, insbesondere an Franziska Mohrfeldt, Eva Dotterweich, Dominica Ionescu, Sabine Werbel und Evelyn Kramer für den stetigen Support! Danke auch an meinen Lektor Pascal Frank.

Von ganzem Herzen möchte ich meinem Managementteam Ramona, Kevin, Hendrik und Lara danken, die mir stets den Rücken freihalten, Termine koordinieren, Ratschläge geben und immer erreichbar sind, wenn es mal brennt.

Zudem möchte ich meinem Geschäftspartner Luis und unserem Team von Onegevity danken. Für die grenzenlose Unterstützung, positive Energie und das Vertrauen, das ihr mir täglich entgegenbringt.

Ein besonders großes Dankeschön geht an die wichtigsten Menschen in meinem Leben – meine Eltern.

Ich danke Papa, meinem Vorbild, der immer für mich da ist, mich aufmuntert, unterstützt und den klaren Blick behält – egal wie schwer die Zeiten sind oder waren, er ist niemals von meiner Seite gewichen.

Ich danke meiner wundervollen Mami, meine beste Freundin, die mich ermutigt hat, dieses Buch zu schreiben. Ohne ihre Hilfe, ihr großartiges journalistisches Können und ihre durchdachten Ratschläge hätte ich mir diese Aufgabe nicht zugetraut.

Ohne diese Menschen wäre das Buch nicht möglich gewesen.
DANKE xx Lini

Über die Autorin

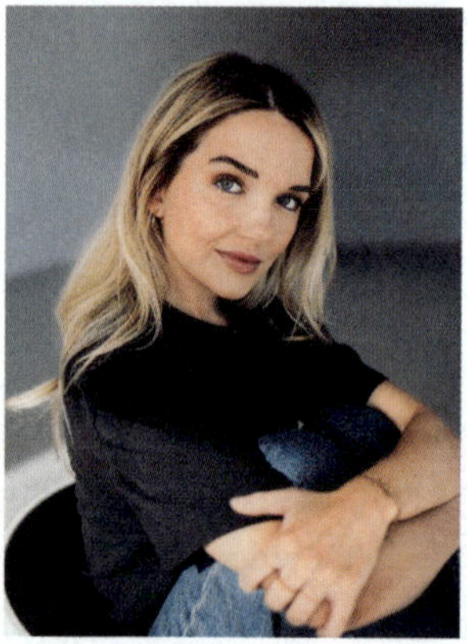

ALINA WALBRUN, Jahrgang 1998, ist angehende Ärztin und hat eine Mission: Sie möchte Medizin endlich verständlich machen und gerade junge Menschen empowern, ihre Gesundheit in die eigenen Hände zu nehmen. Ihre Videos und Posts auf Instagram und TikTok erhalten Millionen Klicks, ihre Fans lieben Alina für ihre Gesundheits- und Medizin-Hacks, die sich radikal einfach im Alltag umsetzen lassen, nicht nur, wenn man krank ist. Die Autorin lebt in München.

LIEBE LESERINNEN UND LESER,

wir wollen Ihnen mit diesem Buch Informationen und Anregungen geben, um Ihnen das Leben zu erleichtern oder Sie zu inspirieren, Neues auszuprobieren. Wir achten bei der Erstellung unserer Bücher auf Aktualität und stellen höchste Ansprüche an Inhalt und Gestaltung. Alle Anleitungen und Rezepte werden von unseren Autoren, jeweils Experten auf ihren Gebieten, gewissenhaft erstellt und von unseren Redakteur*innen mit größter Sorgfalt ausgewählt und geprüft.

Haben wir Ihre Erwartungen erfüllt? Sind Sie mit diesem Buch und seinen Inhalten zufrieden? Wir freuen uns auf Ihre Rückmeldung. Und wir freuen uns, wenn Sie diesen Titel weiterempfehlen, in Ihrem Freundeskreis oder bei Ihrem Online-Kauf.

Sollten wir Ihre Erwartungen so gar nicht erfüllt haben, tauschen wir Ihnen Ihr Buch jederzeit gegen ein gleichwertiges zum gleichen oder ähnlichen Thema um.

KONTAKT ZUM LESERSERVICE

GRÄFE UND UNZER VERLAG
Grillparzerstraße 12
81675 München
www.gu.de

Impressum

GU ist eine eingetragene Marke der GRÄFE UND UNZER VERLAG GmbH, www.gu.de

ISBN 978-3-8338-9466-4
3. Auflage 2024

Projektleitung: Franziska Mohrfeldt
Lektorat: Pascal Frank
Cover/Umschlag: Lina Jeppener, GROOTHUIS. Gesellschaft der Ideen und Passionen mbH
Layout: Lars Hammer, GROOTHUIS. Gesellschaft der Ideen und Passionen mbH
Herstellung: Renate Hutt
Satz: Uhl + Massopust, Aalen
Druck und Bindung: Livonia Print, Lettland

Bildnachweis
Coverporträt, S. 318: Yasmin Nickel

Umwelthinweis

Dieses Buch ist auf PEFC-zertifiziertem Papier aus nachhaltiger Waldwirtschaft gedruckt.

Wichtiger Hinweis

Die Gedanken, Methoden und Anregungen in diesem Buch stellen die Meinung bzw. Erfahrung der Verfasserin dar. Sie wurden von der Autorin nach bestem Wissen erstellt und mit größtmöglicher Sorgfalt geprüft. Sie bieten jedoch keinen Ersatz für persönlichen kompetenten medizinischen Rat. Jede Leserin, jeder Leser ist für das eigene Tun und Lassen auch weiterhin selbst verantwortlich. Weder Autorin noch Verlag können für eventuelle Nachteile oder Schäden, die aus den im Buch gegebenen praktischen Hinweisen resultieren, eine Haftung übernehmen.

GRÄFE UND UNZER
Ein Unternehmen der
GANSKE VERLAGSGRUPPE